RITA HOFMEISTER

GUT LEBEN MIT BEUTEL AM BAUCH

Ein Stoma-Mutmachbuch

RITA HOFMEISTER

GUT LEBEN MIT BEUTEL AM BAUCH

EIN STOMA-MUTMACHBUCH

maudrich

Bibliografische Information der Deutschen Nationalbibliothek
Die Deutsche Nationalbibliothek verzeichnet diese Publikation in der Deutschen Nationalbibliografie;
detaillierte bibliografische Daten sind im Internet über http://dnb.d-nb.de abrufbar.

Copyright © 2022 maudrich Verlag
Facultas Verlags- und Buchhandels AG, Wien, Österreich
Alle Rechte, insbesondere das Recht der Vervielfältigung und Verbreitung
sowie der Übersetzung in fremde Sprachen, vorbehalten.
Lektorat: Sabine Schlüter, Wien
Typografie und Satz: Elisabeth Dorner, Wien
Umschlaggestaltung: Florian Spielauer, Wien
Bildnachweis: S. 18/19, 52/53, 56, 72, 84, 96, 104, 134, 146, 152, 163 sowie
Umschlagfotos: Marion Ida, dieida.com; S. 76, 78, 83, 92: Rita Hofmeister;
S. 62: stock.adobe.com; S. 65/66: Elisabeth Dorner nach publicare-gmbh.de.
Die Fotos auf 58/59 sind Beiträge aus der Online-Community der Autorin.
Druck: finidr
Printed in the E.U.
ISBN 978-3-99002-126-2
e-ISBN 978-3-99111-346-1

INHALT

Die Namen und Identitäten aller handelnden Personen in diesem Buch wurden zum Schutz von deren Privatsphäre ganz oder teilweise geändert. Alle bis auf die meiner Frau und die meiner aktuellen Stoma-Therapeutin Katrin, die auch das Geleitwort zu diesem Buch geschrieben hat.

GELEITWORT

»Ach, wenn ich das schon früher gewusst hätte!« Diesen erleichterten Ausruf höre ich von Stoma-Betroffenen immer wieder. Die Beratung, Betreuung und Begleitung der mir anvertrauten Stomaträger:innen ist eine Tätigkeit, die ich mit viel Herzblut, Wohlwollen und Freude ausübe. Es erfüllt mich in meinem täglichen Tun mit Zufriedenheit und gelegentlich auch mit Stolz, dass ich Träger:innen eines Stomas (auch künstlicher Seitenausgang oder Anus praeter genannt) mit meinem Wissen zu mehr Lebensqualität verhelfen kann.

Das Wort »Stoma« kommt aus dem Griechischen und bedeutet Mund, Mündung oder Öffnung. Es bezeichnet nicht nur einen künstlichen Darmausgang, sondern auch andere künstliche Ausgänge, wie zum Beispiel die der Harnblase (Urostoma). Bei der medizinisch korrekten Bezeichnung wird der Name des betroffenen Organs vorangestellt, auch wenn im Alltag häufig nur die Kurzform Stoma verwendet wird. Versorgt wird ein Stoma mit entsprechenden Medizinprodukten. Im Sinne der Produktvielfalt kann man hier in den deutschsprachigen Ländern tatsächlich aus dem Vollen schöpfen. Bereits seit den 1950er-Jahren werden industriell hergestellte, selbsthaftende Stomaversorgungen produziert, die selbstverständlich einem laufenden Verbesserungsprozess unterliegen.

»Gut Ding braucht Weile«, dieses Sprichwort passt sehr gut, wenn man mit einer eventuell bevorstehenden Stoma-Anlage konfrontiert wird oder gar mit einem Stoma am Bauch aus einer Narkose erwacht. Den passenden Umgang mit dem eigenen Stoma zu erlernen, braucht Geduld und bewusstes Hinsehen. In dieser Situation braucht es nicht nur professionelle Pflege und Fachwissen, sondern auch Beziehungspflege, Fingerspitzengefühl, also ein empathisches Aufeinanderzugehen. Stomaversorgung ist mehr als »Beutel kleben« und ein wenig Anlernen. Sieht man sich die »Charta der Stomaträger:innen« an, dann erkennt man, welche Aufgabenvielfalt die Betreuung einer:s Stoma-Betroffenen bedeutet. Und dies nicht nur vor oder nach der OP, sondern in vielen Fällen ein Leben lang. Alle Stomaträger:innen haben ein Anrecht auf kompetente, neutrale und professionelle Beratung und Betreuung. Diese »Umsorgung« hat selbstverständlich bereits vor der Operation interdisziplinär in der Klinik zu erfolgen. So können ein fundiertes Vertrauensverhältnis aufgebaut und die nachvollziehbaren Sorgen minimiert werden. Das Leben mit einem Stoma beginnt zwangsläufig mit einer Gewöhnungsphase. In den ersten Tagen nach der Operation fühlt man sich möglicherweise traurig, frustriert und in den meisten Fällen unsicher und überfordert. Das gewohnte Körperbild ist verändert.

Rita Hofmeister beschreibt in dem vorliegenden Werk offen ihren Weg, der wahrlich nicht leicht gewesen ist, und versprüht damit viel **Mut und Zuversicht**. Sie hat in beeindruckender Weise ihre persönlichen Erfahrungen festgehalten und sehr verständlich dargelegt, wie ein Leben als Stomaträgerin qualitäts- und freudvoll sein kann.

Die berührenden Schilderungen beweisen: Wie so oft im Leben lohnt es sich, über sich selbst hinauszuwachsen und das Beste aus der Situation herauszuholen. Auch wenn es hin und wieder zu »Hoppalas« kommt, ist dies kein Grund, sich entmutigen zu lassen.

Das Buch zeigt anschaulich, wie es gut gelingen kann, mit Freude den eigenen Alltag zu gestalten, und bereichert mit zahlreichen praktischen Tipps. Nach einer persönlichen Achterbahn der Gefühle hat Rita Hofmeister mit der Stomaanlage ihre persönliche Lebensqualität zurückgewonnen und kann jetzt ihr Leben wieder in vollen Zügen genießen. Eine Pflichtlektüre für jede:n Stomabetroffene:n, da es den individuellen Start mit dem Stoma deutlich erleichtert. Aber auch allen Kolleg:innen aus der Pflege, der Medizin und allen Angehörigen kann ich Rita Hofmeisters eindrucksvolle Erfahrungen nur wärmstens empfehlen.

Ein Leben mit Stoma ist kein Tabu, sondern Wirklichkeit für viele Menschen. Deshalb können alle Stomaträger:innen ihren aktiven Beitrag leisten, indem sie offen über »ihre« Normalität sprechen. »Das ganze Leben ist ein ewiges Wiederanfangen« (Hugo von Hofmannsthal) – damit wünsche ich allen Betroffenen und ihren Lieben viel Mut und Zuversicht. Sie sind nicht alleine und können mit einem Stoma ein wirklich gutes Leben führen. Rita Hofmeister macht es uns vor.

Katrin Nagel-Eßl, MSc
Diplomierte Gesundheits- und Krankenpflegerin, Stoma- und Kontinenzberaterin

VORWORT

Drei Monate nach der Operation, die mir einen künstlichen Darmausgang beschert hatte, saß ich morgens in meinem Lieblingssessel am Fenster. Die Sonne, die schon beinahe ihre volle Sommerkraft erreicht hatte, tanzte über meine Wangen. In der sattgrünen Linde vor dem Fenster bewegten sich die Blätter, obwohl es vollkommen windstill war. Ich blinzelte und legte eine Hand über die Augen.

Ein bisschen Schatten – so konnte ich ihn besser beobachten, den winzigen Sperling im Baum vor dem Fenster. Er unterhielt mich schon eine ganze Weile. Jetzt hüpfte er zwischen zwei herzförmigen Blättern hervor, die größer waren als er selbst. Frech saß er am äußersten Zipfel des Astes und schaute mich keck an. Zumindest kam es mir so vor. Er drehte sein Köpfchen nach rechts, nach links und zwitscherte mich mit einem hohen, herausfordernden Ton an. Und dann war er plötzlich weg. Mit einem kurzen Flattern war er davongeflogen. Vor mir wippten nur mehr die verlassenen Zweige der alten Linde in unserem Innenhof.

Ich musste lächeln. Kleiner Frechdachs! Der Vogel hatte mich wirklich amüsiert. Er hatte mich nämlich an einen Tag nicht lange nach meiner OP erinnert. Es war eines der ersten Male gewesen, dass ich mit meiner Frau einen etwas längeren Spaziergang unternommen hatte. Ich war noch nicht wieder ganz fit gewesen, aber mir für eine Stunde die Beine zu vertreten, hatte mich – hatte uns beide – sehr glücklich gemacht.

Auf diesem Spaziergang hatte ich plötzlich verstanden, dass ich das erste Mal seit Ewigkeiten über eine Stunde ohne Toilettenpause unterwegs gewesen war. Ich hatte mich das erste Mal seit sehr langer Zeit wieder frei und unabhängig gefühlt und Tränen der Erleichterung und des Glücks geweint. Ich war ruhig und verträumt an der Hand meiner Frau die Donau entlanggeschlendert, aber mein Herz hatte übermütig getanzt – wie dieser kleine Vogel auf seinem Ast.

Schmunzelnd blinzelte ich mir eine Träne aus dem Auge und schaute mich nach dem kleinen Kerl um. Aber er war weg. Ich seufzte und nahm mein Handy zur Hand. Es war in den letzten Monaten zu einem wichtigen Recherche-Instrument geworden. Als klar gewesen war, dass ich diesmal wohl nicht um einen künstlichen Darmausgang herumkommen würde, hatte ich angefangen, mich zu informieren.

Ich hatte alles wissen wollen. Wie sieht ein Stoma aus? Wie fühlt es sich an? Wie lebt man damit? Vor allem auf Instagram war ich fündig geworden. Seither klickte ich mich täglich durch meine Lieblings-Stoma-Accounts und hielt Ausschau nach Neuigkeiten. Doch was ich heute da fand, ließ meine Laune in Sekundenschnelle in den Keller rasseln. Fast alle Accounts berichteten von einem jungen Mann in Großbritannien, der kürzlich verstorben war.

Artikel aus britischen Zeitungen waren abgebildet, und man konnte lesen, dass dieser Mann verfügt hatte, lieber sterben zu wollen, als einen künstlichen Darmausgang zu bekommen. Die Ärzte hatten ihn umstimmen, ja per Gericht dazu zwingen wollen, die lebensrettende Operation durchführen zu lassen. Doch ein Richter hatte dem Mann recht gegeben. Er war erst 34 gewesen. Und nun war er tot.

So sehr ich davon überzeugt bin, dass jeder Mensch selbst über das eigene Leben und den eigenen Tod bestimmen darf, so betroffen und wütend machte mich diese Nachricht doch. Ich saß in meinem schönen Zuhause, zwar mit einem Beutel am Bauch, aber nicht weniger glücklich und gesund als Menschen, die »normal« auf die Toilette gehen. Und dieser Mann war lieber gestorben, als ein Leben wie meins zu leben.

Da dachte ich das erste Mal daran, ein Buch zu schreiben.

Etwa einen Monat später verbrachten meine Frau und ich ein verlängertes Wochenende in einem schönen Hotel in den Bergen. Es war einer unserer Lieblingsorte, an den wir immer wieder gern zurückkehren. Diesmal wollten wir nicht nur unseren fünften Hochzeitstag feiern, sondern auch die Tatsache, dass ich so gut mit meinem Stoma zurechtkam. Mein künstlicher Darmausgang hatte meine Lebensqualität massiv verbessert, und wir wurden nicht müde, allen zu erzählen, dass mein Stoma uns unser Leben zurückgegeben hatte.

Es hatte gerade aufgehört zu regnen, und wir schlenderten eine gemütliche Runde um den Moorsee, auf dessen dunkler Oberfläche schon wieder die ersten Sonnenstrahlen glitzerten. Das Wetter verändert sich schnell da oben. Wir beobachteten die beiden Haus-Möpse, die auf ihren kurzen Beinen erstaunlich schnell durch das noch nasse Gras des kleinen Hotelgartens wackelten. Wir mussten über die beiden Buben lachen, die sich vom Regen nicht lange hatten nach drinnen verbannen lassen. Sie waren schon wieder eifrig dabei, am Steg Anlauf zu nehmen und sich darin zu messen, wessen Arschbombe das Wasser weiter und höher spritzen ließ.

Als wir nach der kurzen See-Runde schon fast wieder beim Hotel waren, entdeckten wir Marie – eine Bekannte, die mit einem Glas Wein in einem Liegestuhl im Garten ihres Hauses gleich neben unserem Hotel entspannte. Auch sie hatte uns gesehen und winkte einladend. Wir ließen uns nicht lange bitten und setzten uns zu ihr. Als sie auch mir ein Glas Wein anbot, antwortete ich: »Ja, gern! Nachdem ich ihn jetzt endlich wieder trinken kann, lasse ich mir nur ungern einen guten Tropfen entgehen.«

Ich sah die Fragezeichen in Maries Gesicht und erzählte bereitwillig meine Geschichte. Von den Schmerzen, dem Abszess und den Fisteln. Vom Dauer-Durchfall. Von der strengen Diät – natürlich auch ohne Alkohol –, die ich mir im letzten Jahr auferlegt hatte. Und von der OP, die mir zwar einen künstlichen Darmausgang beschert, mir aber auch mein Leben – und den Wein – zurück-gegeben hatte.

Während ich erzählte, wurde unsere Gastgeberin immer ruhiger. Zuerst fiel es mir nicht weiter auf. Ich war mittlerweile daran gewöhnt, dass nicht alle wussten, wie sie auf meine offene Art und auf das, was ich in den letzten Jahren zu meistern gehabt hatte, reagieren sollten. Aber als Marie uns allen nachschenkte, nachdem ich zum Ende meiner Geschichte gekommen war, sah ich, dass eine einzelne Träne über ihre Wange nach unten lief. Nun war ich diejenige, die nicht wusste, was sie sagen sollte. Es entstand ein nicht unangenehmer, aber doch längerer Moment der Stille zwischen uns drei Frauen.

Dann holte Marie tief Luft, hielt sich mit beiden Händen an ihrem Weinglas fest und lächelte mich an. »Danke!« sagte sie und nickte dabei. »Danke, dass du deine Erfahrungen mit mir geteilt hast. Du weißt gar nicht, wie viel mir das bedeutet. Meine Tochter leidet, seit sie ein Teenager gewesen ist, an Morbus Crohn. Wenn es ihr schlecht geht, reden ihre Ärzte immer wieder davon. Noch war es nie wirklich so schlimm, aber ein künstlicher Darmausgang könnte auch bei ihr irgendwann einmal notwendig sein. Bisher hatte ich immer riesige Angst davor. Aber du hast mir gerade wirklich Mut gemacht. Ich glaube, ich muss mich gar nicht so davor fürchten, was da vielleicht auf mein Kind zukommt. Vielen Dank, Rita! Du musst das bitte mit ganz vielen Menschen teilen. Ich bin mir sicher, es gibt auch andere, denen es helfen könnte, deine Geschichte zu hören.«

Da dachte ich das zweite Mal daran, ein Buch zu schreiben. Und der Gedanke ließ mich nicht mehr los.

Nur ein paar Tage später vereinbarte ich einen Termin bei dem Verlag, der mein erstes Buch *Endometriose – Ein Selbsthilfebuch*, einen Ratgeber über den ganzheitlichen Umgang mit Endometriose, herausgebracht hatte. Ich schlug vor, ein zweites Buch zu schreiben – und zwar über meinen künstlichen Darmausgang.

Die Erleichterung und Hoffnung in Maries Augen zu sehen, hatte mich wirklich inspiriert. Ich wollte etwas schreiben, das ich vor meiner OP so dringend gebraucht hätte, aber nicht gefunden hatte. Ein Buch darüber, dass das Leben nicht vorbei ist, wenn man ein Stoma bekommt. Dass es zwar lästig sein kann und manchmal nicht ganz einfach ist, aber auch ein Lebensretter. Dass man sich nicht schämen und verstecken muss, sondern das Leben genießen und alles machen kann, was man möchte. Ich wollte ein Mutmach-Buch schreiben. Und mein Verlag sagte sofort »Ja«.

Jetzt liegt dieses Buch vor dir. Du findest darin nicht nur meine Geschichte, sondern auch alles, wonach ich mich vor meiner OP gesehnt habe. Ich wollte wissen, wie so ein künstlicher Darmausgang aussieht. Wie es sich anfühlt, damit zu leben. Welche Klamotten ich »danach« noch würde tragen können, und ob es weh tut, wenn man Stuhlgang hat. Ich wollte wissen, wer ich nach dem Eingriff wohl sein würde. Noch ich oder eine völlig andere Person?

Möglicherweise kann mein Buch nicht alle deine Fragen beantworten. Aber egal, ob du in diesem Moment vor dem Schritt zu einem Stoma stehst, gerade eines bekommen hast oder, wie Marie, gar nicht selbst betroffen bist, sondern dieses Buch für oder wegen jemand anderem gekauft hast: Ich hoffe, ich kann dir Mut machen.

Ein künstlicher Darmausgang ist ohne Zweifel eine Herausforderung. Aber ein Stoma kann auch der Anfang eines neuen, leichteren, freieren, schöneren, unbeschwerteren Lebens sein. Und dieses Buch soll dich bei den ersten Schritten dorthin unterstützen. Ich wünsche dir auf deiner Reise alles Gute!

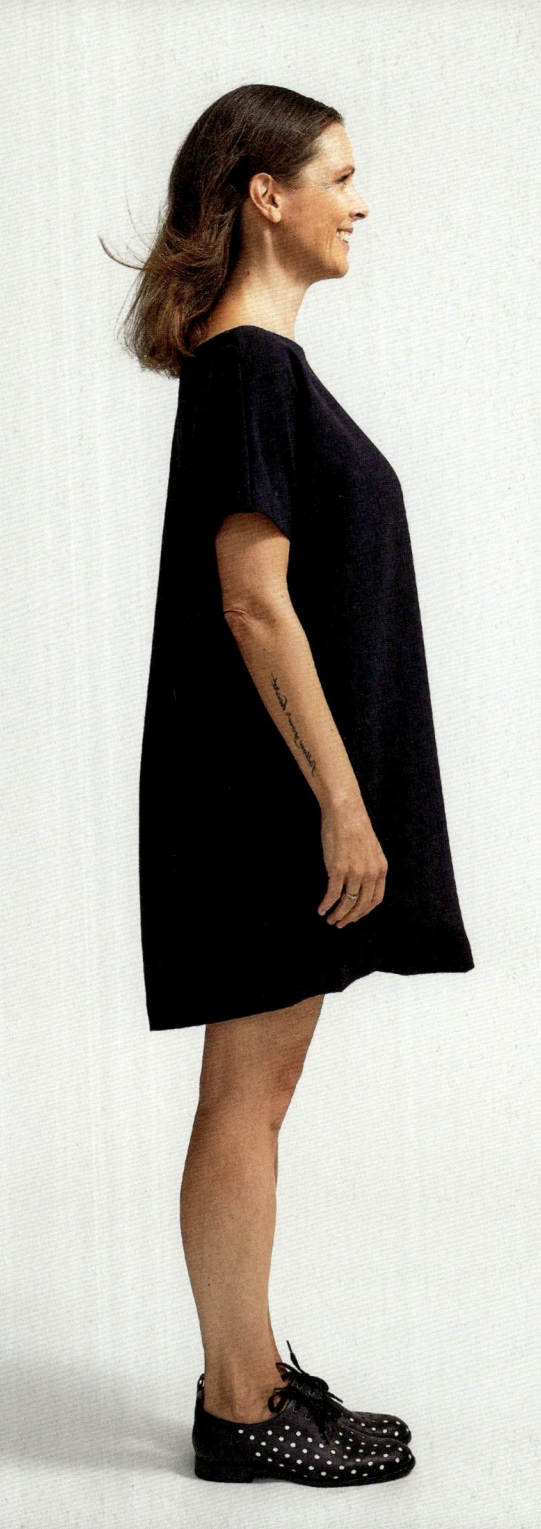

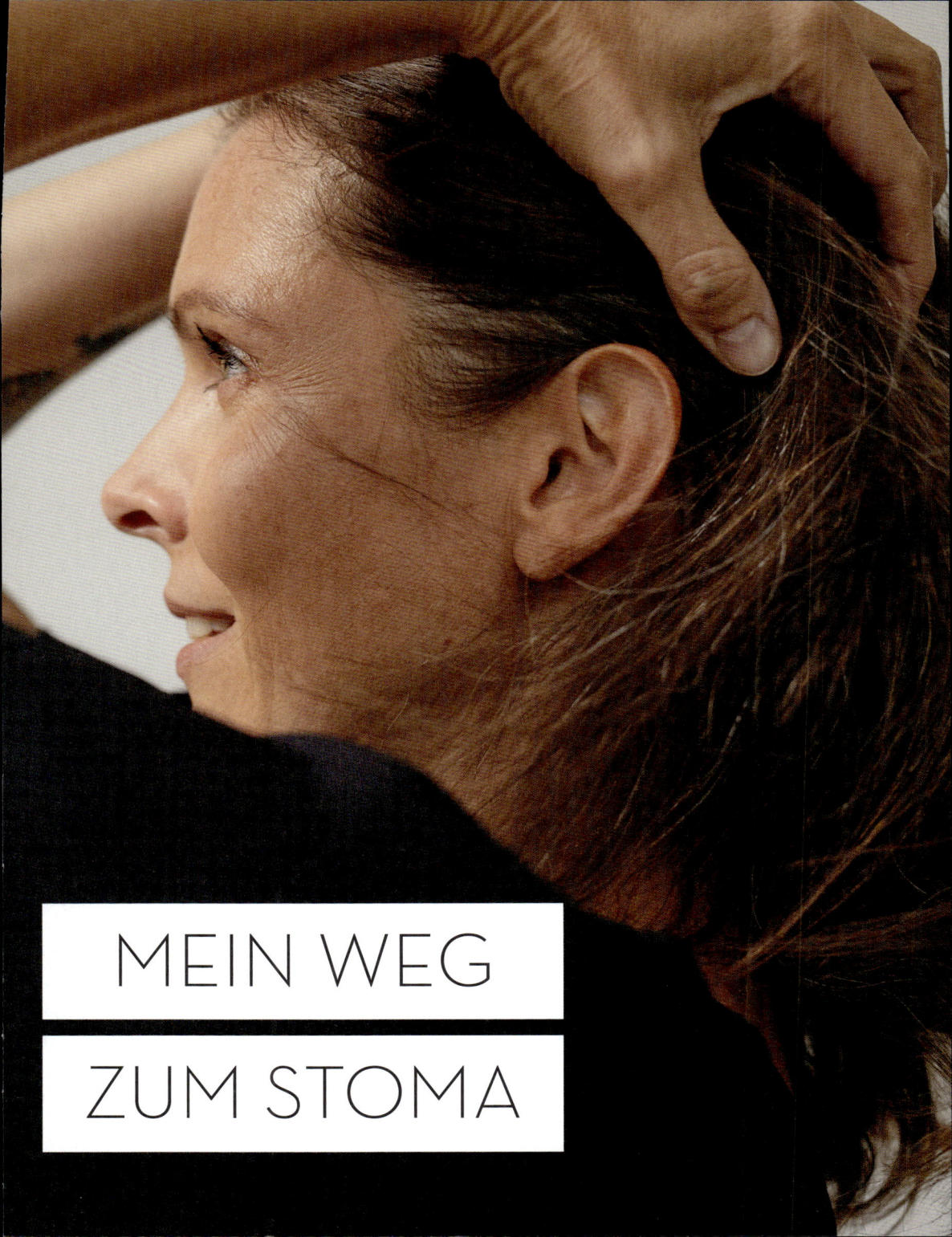

MEIN WEG

ZUM STOMA

Den Tag, an dem das erste Mal die Worte »künstlicher Darmausgang« im Zusammenhang mit meinem Körper fielen, werde ich nie vergessen. Ich war 26 Jahre alt und eigentlich kerngesund. Zumindest hatte ich das bis zu diesem Moment geglaubt. Doch meine starken Regelschmerzen entpuppten sich als Endometriose – eine Krankheit, von der ich bis dahin nie etwas gehört hatte. Als Therapie-Option stellte mein damaliger Gynäkologe ganz nebenbei eine Operation in den Raum, die wohl ein Stoma notwendig machen würde.

Ich war schockiert und vor Angst wie gelähmt. Das konnte nicht sein. Dieses Ding – diese künstlich herbeigeführte Möglichkeit, den Darm irgendwie anders zu entleeren, als das auf natürliche Weise vorgesehen war – war doch nur etwas für alte Leute, oder? Das konnte doch mir nicht passieren! Das durfte nicht passieren …

Heute – über 15 Jahre später – habe ich tatsächlich einen künstlichen Darmausgang. Vielleicht für immer. Und ich lebe gut damit. Was ich in diesen vielen Jahren erlebt habe, in denen meine oberste gesundheitliche Priorität war, ein Stoma zu vermeiden, ist ein ganz wichtiger Teil von mir. Chronisch krank zu sein, hat mich sehr verändert. Und dafür bin ich heute sogar dankbar. Ich bin davon überzeugt, dass ich heute nicht so glücklich wäre, wenn ich nicht diese großen Herausforderungen zu meistern gehabt hätte.

Deswegen finde ich es sehr wichtig, dass dieser Abschnitt meines Lebens Teil dieses Buchs ist. Nicht nur, damit du meine Entscheidungen nachvollziehen kannst. Sondern auch, damit ganz klar wird, wie ich mir den positiven Umgang mit dem Stoma erarbeitet habe und sich meine Einstellung zu dem Thema mit der Zeit verändert hat.

All die vielen Jahre hier zu schildern, würde den Rahmen dieses Buchs sprengen. Auf den nächsten Seiten findest du daher nur die unmittelbare Vorgeschichte zu meinem Stoma. Ich möchte dich aber aus tiefstem Herzen dazu einladen, meine ganze Geschichte, die ganze Reise zum künstlichen Darmausgang kennenzulernen.

Die ganze Geschichte kannst du hier nachlesen: *www.ritahofmeister.com/mein-weg-zum-stoma* (Gib nach dem Aufrufen der Seite das Passwort **RITASWEG** ein!)

△

Nun saß ich in diesem beengenden Raum, der meine ängstliche Beklemmung noch verstärkte, und mir gegenüber ein Mittdreißiger mit John-Lennon-Brille und weißem Kittel. Seine eigentlich noch junge, glatte Stirn war in Sorgenfalten gelegt, und er knetete mit seiner linken Hand immer wieder seinen rechten Zeigefinger. Er wirkte genauso nervös, wie ich es jetzt tatsächlich war. War es wirklich so dringend? War es wirklich so ernst?

Mir wurden Aufnahmen meines Beckens gezeigt. Ich erkannte die Umrisse meines Körpers und die Wirbelsäule. Der Arzt zeigte auf Wölkchen, Würmchen und Linien und erklärte mir, dass da ein Abszess in meinem Bauch war, der nahe an Darm und Kreuzbein saß und einen Ausläufer in einen Muskel hatte. Das alles erklärte meine Beschwerden – die Schmerzen, die Probleme bei der Verdauung und das manchmal fast unbewegliche Bein.

Kurz war ich erleichtert. Keine Endometriose. Nichts noch Schlimmeres. Aber was war das? Wo kam das her? Und was sollte ich jetzt machen? Ein bisschen fühlte ich mich wie viele Jahre zuvor auf dem Gehsteig vor Dr. Gillingers Frauenarztpraxis, als ich das erste Mal die Worte »Endometriose« und – in Verbindung mit mir selbst – »künstlicher Darmausgang« gehört hatte.

Ich verließ das Röntgeninstitut mit meinem Befund und den Bildern und schickte Dr. Kustenich sofort ein E-Mail – er hatte mich schließlich zur Abklärung meiner Beschwerden zum MRT geschickt, das Ergebnis wollte ich ihm also sofort mitteilen. Durch mein jahrelanges Engagement bei der Endometriose-Vereinigung hatte ich seine E-Mail-Adresse und seine private Telefonnummer.

Zum Glück! So konnte ich sofort handeln und bekam schon am nächsten Morgen eine Antwort.

Dr. Kustenich arbeitete nicht nur in der poshen Ordination, in der er mich vor ein paar Wochen, als meine Beschwerden immer unerträglicher geworden waren, empfangen und untersucht hatte, sondern auch in einem Ordensspital unweit der Wiener Innenstadt. Er wollte meine neuen MRT-Bilder dort noch seinem Radiologen zeigen, um eine zweite Meinung zu hören und sich mit ihm abzusprechen. Außerdem erzählte er mir von diesem hervorragenden Darm-Chirurgen, mit dem er im Krankenhaus bei allen OPs zusammenarbeitete. Den wollte er ebenfalls konsultieren und um seine Meinung fragen. Er erwähnte seinen Namen – Professor Holzer – und es stellte sich heraus, dass das genau der Chirurg war, den ich von meiner Endometriose-OP kannte, die mittlerweile fast fünfzehn Jahre zurücklag. Er hatte vor ein paar Jahren das Krankenhaus gewechselt. Zufall? Schicksal? So bescheiden mein Gesundheitszustand auch war, ich freute mich riesig darüber.

Ein paar Tage später hatte ich auch schon einen Termin bei Professor Holzer. Mittlerweile war ich Wartezimmer-Expertin. Und hier gefiel es mir. Die Praxis befand sich in einem Wiener Altbau mit hohen Räumen, es standen wenige, aber sehr geschmackvolle Sessel im Wartezimmer, und die Sprechstunden-hilfe war mir extrem sympathisch. Bei meiner dringend vorgebrachten Bitte, die Toilette benutzen zu dürfen, lächelte sie nur, wies mir den Weg und meinte: »Denken Sie sich nichts, bei uns braucht fast jeder Patient dringend das Klo …«

Ich fühlte mich sofort wohl. Professor Holzer begrüßte mich ganz herzlich und vermittelte mir das Gefühl, dass er sich gut an unsere »gemeinsame Zeit« vor zwölf Jahren erinnern konnte. Ohne viele Umschweife griff er zu einem Blatt Papier und begann zu zeichnen.

Mit Worten und Bildern erklärte er mir seine Theorie, wie es zu diesem Abszess gekommen sein musste. Wir erinnerten uns gemeinsam an die schleppende Genesung nach meiner ersten OP, an das Loch in der Darmnaht und an die Freude, als dieses dann nach Monaten doch endlich verheilt war. Offensichtlich war es das aber nie wirklich hundertprozentig. Es musste wohl so sein, dass ein mikroskopisch kleines Loch in meinem Darm geblieben war, aus dem immer mal wieder einzelne Keime von meinem Darm in den Bauchraum ausgetreten waren. Wäre das Loch größer gewesen, wäre das nicht so lange unentdeckt geblieben. Ich hätte wohl viel schlimmere Beschwerden oder gar eine lebensgefährliche Sepsis entwickelt. So war aber über die vielen Jahre dieser Abszess entstanden, der sich langsam immer weiter in mir ausgebreitet und immer schlimmer werdende Beschwerden verursacht hatte.

Das klang logisch. Professor Holzers Schilderungen beruhigten mich sogar ein wenig. Keine neue Krankheit! Die alte Sache war einfach nicht ausgeheilt. Natürlich wollte ich wissen, was jetzt meine Optionen waren. Der Experte sprach: »Wir müssen das chirurgisch sanieren. Ihr Darm ist in den letzten zwölf Jahren nicht richtig verheilt, und das Loch hat großen Schaden in Ihrem Körper angerichtet. Das wird nicht von allein verschwinden.«

Auch das hörte sich logisch an. Durch meine ganzheitlichen Ausbildungen hatte ich zwar viel über die Zusammenhänge zwischen mentalen und emotionalen Belastungen und deren Auswirkungen auf den Körper gelernt, und ich war mir sicher, dass durch die uns allen innewohnenden Selbstheilungskräfte fast alles »von allein« wieder verschwinden konnte. Aber meine Schmerzen waren in den letzten Wochen mehr und stärker geworden. Den gesamten November über hatte es überhaupt nur zwei Tage gegeben, an denen ich keine Schmerzmittel hatte nehmen müssen. Es war klar, dass etwas passieren musste.

Der Experte schlug mir zwei Szenarien vor. Er sagte – aber mit vie sachlicheren, medizinischeren Worten – in etwa das Folgende:

»Ich muss auf jeden Fall diesen Abszess entfernen. Das wird ein großer Eingriff, aber es ist durchaus machbar. Natürlich muss auch das Stück Darm mit der alten Naht, dem Loch und dem chronischen Entzündungsherd, der drumherum entstanden ist, entfernt werden. Nachdem bei Ihnen der – sagen wir – ›kaputte‹ Teil relativ weit unten liegt, gibt es zur Sanierung des Darms dann zwei Optionen.

Die eine ist ein Verfahren, das wir ›koloanaler Durchzug‹ nennen. Dabei wird der obere Teil des gesunden Dickdarms nach der Entfernung des kaputten Stücks durch den unteren Teil hindurch und aus dem After nach außen gezogen. Das bleibt dann in etwa zwei Wochen so, und so lange müssten Sie natürlich im Krankenhaus bleiben. Wenn dann die beiden überlappenden Darmteile angeheilt sind, wird in einem zweiten operativen Eingriff eine Naht gesetzt, um die beiden Darmenden fix zu verbinden. Und das überstehende Stück Darm, das sozusagen hinten raussteht, wird abgeschnitten.«

Ich hatte Schwierigkeiten, mir das vorzustellen, aber der Arzt sprach weiter.

»Die zweite Möglichkeit ist, den Darm nach dem Entfernen des kaputten Stücks wieder zusammenzunähen und vorübergehend einen künstlichen Darmausgang zu legen, damit das OP-Gebiet und der Darm in Ruhe heilen können.«

Da war es also wieder. Mein persönliches Horrorszenario, das mir fast fünfzehn Jahre davor das erste Mal angedroht worden war. Es hatte nichts von seinem Schrecken verloren. Allerdings war der Gedanke an die andere Option, die im Raum stand, nicht weniger abstoßend und verstörend. Ein Stück Darm, das durch den After nach außen steht? Zwei Wochen lang? Um Himmels Willen!

Mein Kopf war leer, meine Hände schweißnass, mein Gesicht kreidebleich. Ich saß da – die Augen ohne zu blinzeln weit geöffnet – und es liefen mir einmal mehr in Gegenwart eines Arztes nach einer erschreckenden Unterhaltung die Tränen über die Wangen. Mein Brustkorb, der sich beim Atmen leicht hob und senkte, war das Einzige, das sich an mir bewegte. Ich befand mich in einem Schockstarre-ähnlichen Zustand.

Und ich musste mich entscheiden. Zwischen »schrecklich« und »schrecklicher«. Wie sollte ich das machen? Ich wollte nichts davon. Gar nichts! Ich wollte nach Hause, ins Bett und warten, bis der Albtraum vorbei wäre. Leider war ich 41 Jahre alt und nicht mehr vier und mir war durchaus bewusst, dass es rein gar nichts brachte, die Augen vor den Tatsachen zu verschließen.

Professor Holzer reichte mir eine Box mit Taschentüchern und gab mir ein wenig Zeit, mich von meinem Schreck zu erholen. Dass er ganz ruhig und gelassen war, nahm der Situation die schlimmste Spitze, und nach ein paar tiefen Atemzügen war ich wieder in der Lage, über die weitere Vorgehensweise zu reden.

Der Chirurg blätterte in seinem Kalender und meinte, ich solle nichts überstürzen, mir alles gut überlegen, eine Entscheidung treffen und dann Bescheid sagen. Im gleichen Jahr könne er mich ohnehin nicht mehr operieren, sein

Kalender sei voll. Im Jänner wäre er dann auf Urlaub, was einen OP-Termin frühestens Ende Februar beziehungsweise Anfang März möglich mache. Bis dahin waren es noch drei Monate.

Ich bekam Antibiotika verschrieben. Die Keime und der Abszess sollten sich bis zur Operation nicht noch weiter in meinem Bauch ausbreiten. Und Professor Holzer schrieb mir zwei verschiedene Arten von Schmerzmitteln auf – sehr starke und noch stärkere.

Um endlich wieder einmal durchschlafen zu können, versuchte ich gleich in dieser Nacht eine Tablette der »noch stärkeren«. Daraufhin musste ich mich am nächsten Tag mitten in einer Ström-Sitzung bei einem Kunden entschuldigen, um die Toilette aufzusuchen und mich zu übergeben. Ich konnte die Sitzung mit dem Kunden zwar beenden, aber den restlichen Tag verbrachte ich über die Kloschüssel gebeugt. Ich stieg also auf die nur »sehr starken« Schmerzmittel um. Meistens hatte ich die Schmerzen damit im Griff, aber nicht immer. Einmal landete ich in der Notfallaufnahme und brauchte eine Schmerzinfusion.

Die Antibiotika wirkten offensichtlich auch. Durchfall als Nebenwirkung kannte ich schon, Antibiotika hatten mir auch davor schon immer auf den Darm geschlagen. Allerdings war diesmal auch Blut im Stuhl. So viel, dass es in der Nacht vor Heiligabend sogar aus meinem After tropfte, wenn ich auf der Toilette saß. Aus Angst suchte ich abermals die Notaufnahme auf. Merry Christmas!

Anfang des neuen Jahres entschied ich mich dann. Ich rief Professor Holzers Sekretariat an und gab bekannt, dass ich den »Durchzug« machen wollte. Ich hatte natürlich recherchiert und irgendwo gelesen, dass das die sicherere

Variante der beiden war. Zumindest redete ich mir das damals ein. Ich kann heute in der Rückschau nicht mehr wirklich beurteilen, ob das der wahre Beweggrund für meine Entscheidung gewesen ist oder ob meine riesige Angst vor diesem künstlichen Darmausgang mich dazu getrieben hatte.

Auf jeden Fall wollte ich alles so schnell wie möglich hinter mich bringen. Meine Selbständigkeit hatte in den Monaten davor endlich richtig Fahrt aufgenommen, meine Yogaklassen waren ausgebucht und meine Workshops voll. Ich wollte es hinter mich bringen und schnell wieder arbeiten. Die OP stand also fest und sollte Anfang März stattfinden.

△

Als ich die Augen öffnete, sah ich nichts. Waren sie überhaupt aufgegangen? Mit geschlossenen Augen aber sah ich einiges. Formen und Farben – hinter meinen geschlossenen Lidern waren bunte Steine. Sie sahen aus wie Duplo, diese großen Legosteine für kleine Kinder. Fünf oder sechs in sanften Pastellfarben waren nebeneinander aufgereiht. Die runden Stifte an der Oberseite bewegten sich nach oben und unten. Je stärker meine Schmerzen wurden, desto länger wurden die rosafarbenen, hellgelben, himmelblauen und lindgrünen Duplo-Stifte. Hätte mir mein Bauch nicht so wehgetan, wäre das sehr schön anzuschauen gewesen.

Neben mir weinte jemand so leise, dass mein Stöhnen dieses traurige Geräusch fast gänzlich übertönte. Auch ein regelmäßiges, scharfes Piepsen, das immer wieder von kurzen Phasen eines unangenehmen, durchgehenden Tons unterbrochen wurde, hörte ich nur ganz schwach. Als hätte jemand am Lautstärkeregler in meinem Kopf gedreht.

Ich war mit einer Decke zugedeckt, an der sich alle paar Minuten – oder waren es Stunden? – jemand zu schaffen machte. Auch meinen Namen hörte ich immer wieder. Jemand wollte wissen, ob es besser werde. Ich wusste nicht, was damit gemeint war. Ich schaute meinen Duplo-Steinen zu. Anhand der Ausschläge der Stifte konnte ich ganz genau sehen, wo in meinem Bauch die Schmerzen wie stark waren. Links hoch, in der Mitte noch höher, rechts relativ niedrig. Faszinierend. Aber unangenehm. Wenn ein Stift zu lang wurde, musste ich mit einem lautstarken Stöhnen durch den Mund ausatmen. Das half, damit der Stift sich wieder etwas in den Duplo-Stein zurückzog.

Wieder spürte ich, wie die Decke von meinem Körper zurückgezogen, es kalt auf meinem Bauch wurde. Und plötzlich nahm ich einen stechenden, schneidenden Schmerz wahr, genau dort, wo es eben noch so kalt gewesen war. Meine Duplo-Steine spielten verrückt. Auf und ab, auf und ab .. Ich wollte schreien. Aber mehr als ein ersticktes Stöhnen war nicht zu hören.

Dann wurde der Wahnsinn in meinem Bauch langsam sanfter. Mit jedem Ausatmen zogen sich die bunten Stifte ein kleines Stück weiter in die Spielsteine zurück. Ah ... wie angenehm. Ich konnte wieder geräuschlos atmen, die Duplo-Steine sahen wieder normal aus. Und plötzlich waren sie weg.

Auf einmal war alles ganz klar. Krankenhaus. Operation mit Schnitt in die Bauchdecke vom Schambein bis über den Nabel senkrecht nach oben. So hatte Professor Holzer es mir vor dem Eingriff angekündigt. Ich sollte außerdem nach der OP auf die Intensivstation kommen. Aber das hatte ich mir irgendwie anders vorgestellt. Aufregender. Es sah hier relativ unspektakulär aus.

Abgesehen von den Monitoren und Schläuchen, die mich mit den Maschinen verbanden, und dem Vorhang zu meiner Rechten war wenig anders als in anderen Krankenhauszimmern.

Ich öffnete die Augen und sah links neben meinem Bett meine Mutter in einen blauen Schutzkittel gehüllt in einem Sessel sitzen und meine Hand halten. Tränen flossen ihr über die Wangen. Hinter ihr standen meine Schwester, ebenfalls weinend, und meine Frau. Beide in hellem Intensivstation-Blau. Claudia lächelte mich mit ihrem breitesten Grinsen an und fragte: »Na, weißt du eh noch, dass wir verheiratet sind?«

Ich musste schmunzeln. Sogar in dieser Lage schaffte sie es, mich zum Lachen zu bringen.

»Na sicher«, erwiderte ich mit matter, erschöpfter Stimme.

Die drei Frauen neben meinem Bett lachten erleichtert auf und unterhielten sich leise, während ich wieder die Augen schloss und das erschöpfte, aber jetzt fast angenehme Gefühl in meinem Körper genoss. Die Schmerzmittel schienen endlich zu wirken.

An die beiden Tage auf der Intensivstation kann ich mich nicht mehr allzu gut erinnern. Alles, was ich noch weiß, ist gleißend hell, als wäre auch nachts das Licht nicht gelöscht worden. Ich erinnere mich an Pfleger Peter, der irgendwann mit Wasser und Waschlappen kam, um mich frischzumachen. Ich erinnere mich an eine nach Minze oder Menthol riechende Creme auf meinem Rücken und Zwieback auf einem Teller. Immer wieder kam auch dieser durchgehende Ton aus einem meiner Monitore, woraufhin immer jemand das

Zimmer betrat und mein eingegipstes Handgelenk bewegte. Warum genau ich diesen Gips hatte, habe ich bis heute nicht ganz verstanden. Es hatte wohl etwas mit der Messung irgendeines Blutwerts zu tun. Wenn man meine Hand in die richtige Position brachte, änderte sich das Geräusch wieder und verwandelte sich von einem durchgehenden Ton zu einem gleichmäßigen Piepsen.

Besonders gut kann ich mich allerdings noch an die Geräusche hinter dem Vorhang erinnern, der mein Bett von dem eines Mannes trennte, zu dem Peter immer »Herr Pfarrer« sagte. Ich habe diesen Menschen in den ganzen zwei Tagen und Nächten, die ich neben ihm verbracht habe, nicht ein einziges Mal gesehen. Aber er war rund um die Uhr zu hören. Alle paar Minuten rief er nach Roswitha, die dann am zweiten Tag auch endlich kam, um ihren Hochwürden zu besuchen.

Immer wieder waren sich öffnende Klettverschlüsse, Gurgeln und Würgen zu hören, kurz darauf gefolgt von der strengen Anweisung herbeieilender Schwestern oder Pfleger, die Magensonde müsse unten bleiben. Wenn wir beide allein im Zimmer waren, hatte ich immer Angst, dass der Herr Pfarrer sein Bett verlassen und zu mir herüberkommen würde. Immer wieder diese Klettverschluss-Geräusche und der Ruf nach Roswitha. Es war schrecklich. Peter legte mir schon nach einem halben Tag ungebeten – und bis auf sein verschwörerisches Zwinkern ohne Kommentar – Ohrstöpsel auf mein kleines Klapptischchen. Die nahm ich dankend an, aber sie machten die Pfarrer-Geräusche nur leiser. Zu hören waren sie nach wie vor. Ich fand meine Situation zum Weinen. Allein wegen des Pfarrers. Und noch dazu hatte ich eine 25 Zentimeter lange, zugetackerte Wunde an meinem Bauch und immer wieder sehr starke Schmerzen.

Als ich nach meiner zweiten Nacht auf der Intensivstation unter Tränen darum bat, mich einfach auf den Krankenhausflur zu schieben und dort zu lassen, damit ich den Herrn Pfarrer nicht mehr hören musste, wurde ich auf die normale Station verlegt. Auch von dort habe ich nur verschwommene Erinnerungen an die ersten paar Tage. Ich erinnere mich an viele Infusionen, nur langsam nachlassende Schmerzen und eine Blutkonserve. Ich bekam mehr zu essen, als ich das nach einer solch großen Darm-OP erwartet hatte. Und schon bald hatte ich Stuhlgang.

Das bekam ich aber nicht so richtig mit. Denn wenn einem ein Stück Darm aus dem After steht, ist man stuhlinkontinent. Ich weiß nicht, ob mir das vor der OP wirklich klar gewesen war. Aber jetzt war es nun einmal so. Was sollte ich machen? Ich hatte einfach überhaupt keine Kontrolle über meinen Schließmuskel. Schon der Versuch, ihn anzuspannen, tat außerdem höllisch weh. Ein paar Mal am Tag kam eine Pflegekraft und kontrollierte meine Windel. Nach ein paar Tagen war ich wieder so weit bei mir, dass ich den Stuhlgang bemerkte und dann selbst nach der Schwester klingeln konnte. Am Anfang wurde ich im Bett liegend sauber gemacht. Sobald ich in der Lage war, aufzustehen und die paar Schritte ins Bad zu gehen, wurde ich nackt in der Dusche stehend abgebraust. Ich glaube, das waren die entwürdigendsten Momente meines Lebens.

Die Schmerzen wurden langsam leichter. Nach einer Woche konnte ich schon ein paar Runden auf dem Flur drehen. Ich bekam jeden Tag Besuch, wiewohl ich nach spätestens einer Stunde immer einschlummerte. Alles war anstrengend. Meine OP hatte wohl fast acht Stunden gedauert, der Abszess war faustgroß gewesen, und Professor Holzer, der mich ein paar Tage nach dem Eingriff besuchte, erzählte mir von der schwierigen OP.

Als mein Katheter entfernt wurde, konnte ich nicht pinkeln. Ich saß zehn Minuten auf der Toilette und wusste einfach nicht, was ich machen sollte, obwohl meine Blase fast platzte. Nach weiteren vier Tagen mit Katheter ging es wieder. Aber nur langsam und tröpfchenweise. Einmal am Tag musste ich in die Urologie zum Restharn-Ultraschall. Immer war die Blase noch zu voll.

Nach zwei Wochen wurde ich dann abermals in den OP geschoben. Soweit sah alles gut aus, jetzt sollte die Naht gesetzt werden, um meine beiden Darmteile wieder fix miteinander zu verbinden. Und das überstehende Stück Darm sollte abgeschnitten werden, sodass ich langsam auch wieder meine Kontinenz zurückerlangen konnte.

Der Eingriff war ein Klacks, und nach kürzester Zeit war ich zurück in meinem Zimmer. Mein Zustand wurde schleppend besser, aber er wurde besser. Tag für Tag. Nach einer weiteren Woche waren die Urologen zwar noch immer nicht mit meiner Restharnmenge zufrieden und ich war noch immer völlig stuhlinkontinent, aber ich war kräftig genug, um nach Hause zu gehen. Nach drei Wochen Krankenhaus freute ich mich riesig darauf. Allerdings konnte ich noch nicht für mich selbst sorgen. Da meine Frau, die mich jeden Tag im Krankenhaus besucht hatte, in diesen Wochen extrem mit Arbeit eingedeckt war, tat ich das, was mir schon einmal bei der Genesung so gutgetan hatte: Ich ließ mich von meiner Mutter aufs Land in mein Elternhaus chauffieren, wo ich bekocht und umsorgt wurde.

Ich kam wieder zu Kräften. Langsam, aber doch. Ich genoss die Speisen meiner Kindheit. Gebratene Kartoffeln mit Butter, Pasta asciutta, Gemüsesuppe mit Teigwölkchen und zum Frühstück ein weiches Ei mit Semmel. Meine Mutter kochte literweise Zitronentee mit Zucker und Honig, genauso wie sie das schon in unserer Kindheit gemacht hatte, wenn meine Schwester oder ich krank waren. Wenn ich diese saure und gleichzeitig klebrig-süße Flüssigkeit auf meiner Zunge schmecke, fühle ich mich immer sofort besser.

Aber meine Mutter verhätschelte ihre über vierzig Jahre alte Tochter nicht nur, sie spornte mich – ganz ehemalige Turnlehrerin – auch dazu an, mich zu bewegen. Denn das fiel mir noch immer schwer. Die große Wunde am Bauch spannte und schmerzte nach wie vor bei jedem Schritt. Ich war dünn geworden. Und damit ich nicht noch mehr Muskelmasse abbaute, wurde ich jeden Tag aus dem Haus zu einer Runde im Garten gescheucht. Dort war meistens auch mein Vater, der Bäume zurückschnitt, die Gemüsebeete umgrub oder den Rasen vom Moos befreite. Er bereitete alles für den Frühling vor, der schon hie und da mit wärmenden Sonnenstrahlen auf sich aufmerksam machte. Und Papa wachte mit Argusaugen über mich, wenn ich zwischen den Obstbäumen langsam und behäbig meinen täglichen Pfad abschritt.

Nach zwei Wochen Genesungsaufenthalt am Land war ich nicht nur in der Lage, mich manchmal selbst an den Herd zu stellen und eine Kleinigkeit für meine Eltern und mich zuzubereiten. Ich konnte auch die kleine Gartenrunde ausdehnen und schon bald zwei daraus machen. Als mein Vater mich auf einem dieser Spaziergänge das erste Mal bat, ihm einen Spaten abzunehmen und in den Keller zu bringen, war mir klar: Ich war bereit, nach Hause zu fahren.

Zurück in Wien freute ich mich über kurze Spaziergänge, selbstgekochte Mahlzeiten und stuhlfreie Einlagen. Ich war noch immer inkontinent, aber die Phasen, an denen ich tagsüber den Stuhl halten konnte, bis ich eine Toilette fand, wurden länger. Nachts war das noch eine ganz andere Geschichte, da war ich nach wie vor auf eine Windel angewiesen.

Aber es ging aufwärts. Wochenlang. Bis Ende Mai mein Schwager heiraten sollte. Ein paar Tage vor dem Fest bemerkte ich plötzlich, dass eine meiner Schamlippen stark angeschwollen war und schmerzte. Ängstlich suchte ich die gynäkologische Ambulanz des Ordensspitals auf, in dem ich operiert worden war. Eine junge Ärztin diagnostizierte einen Abszess an der bartholinischen Drüse. Ursache unbekannt. Mir wurde in die Schamlippe geschnitten, damit der Eiter ablaufen konnte, und ein Plastikröhrchen wurde eingesetzt, damit sich die Wunde nicht gleich wieder verschloss und das Sekret sich wieder sammelte. Trotz lokaler Betäubung schossen mir bei dem ambulanten Eingriff vor Schmerzen mehrmals die Tränen in die Augen.

Die Gartenhochzeit meines Schwagers erlebte ich großteils im Liegen. Länger stehen war noch immer zu anstrengend, sitzen war ob des Plastikteils in meiner Schamlippe nahezu unmöglich. Das Röhrchen hätte dort noch vier Wochen bleiben sollen. Am Tag nach der Hochzeit fiel es allerdings beim Pinkeln in die Toilette und verschwand.

Die nächsten Wochen ging es mir ganz gut. Langsam kehrte meine Kraft zurück, und ich wollte unbedingt bald wieder arbeiten. Mein Studio, das ich erst vor ein paar Jahren gegründet hatte und in dem ich mit Leidenschaft Yoga und Impuls-Strömen anbot, brauchte meine Aufmerksamkeit. Es war erst im letzten Jahr so richtig angelaufen, die Operation hatte mir eigentlich so gar nicht in den Kram gepasst. Um da wieder anzuknüpfen, begann ich eifrig, allerlei Workshops und Yoga-Klassen zu planen. Ich wollte wieder Geld verdienen. Der Gedanke daran, nach Ende des Krankengeldes finanziell von meiner Ehefrau abhängig zu sein, bedrückte mich sehr.

Claudia schüttelte oft leise den Kopf, wenn ich von morgens bis abends am Computer saß. Einmal sagte sie zu mir: »Rita, was machst du denn da? Leg dich doch zwischendurch mal hin!!«

Dieser gut gemeinte Ratschlag machte mich wütend. Was wusste sie schon davon, wie es sich anfühlte, vom Geld eines anderen zu leben? Um Streit zu vermeiden, erwiderte ich aber: »Mir geht's gut, Schatz! Ich will so schnell wie möglich wieder arbeiten. Ich mag nicht, dass du die Miete allein zahlen musst. Ich bin erwachsen. Und du sollst stolz auf mich sein.«

Claudia schaute mich entgeistert an. Sie setzte sich neben mich auf die Kante meines Schreibtischsessels, nahm mein Gesicht in beide Hände und gab mir einen langen Kuss. Dann schaute sie mir ein paar Sekunden lang ganz tief in die Augen und sagte schließlich: »Spinnst du? Du hast überhaupt keine Ahnung, wie stolz ich auf dich bin. Ich kenne niemanden, der so tapfer ist wie du. Und ums Geld mach dir bitte keine Sorgen! Wir haben genug.«

Offensichtlich verstand sie mich nicht. Natürlich hätte ich in der umgekehrten Lage selbstverständlich auch für sie gesorgt, aber die Feministin in mir wollte ihre Unabhängigkeit. Unbedingt. So saß ich stundenlang vor meinem Computer, baute eigenhändig einen Online-Shop auf Basis von YouTube-Tutorials, obwohl ich davon anfangs überhaupt keinen Tau hatte, erarbeitete Seminare und Workshops, kreierte Wochenend-Retreats und pflasterte mir den Terminkalender zu. Schon bald wollte ich wieder mit voller Kraft loslegen. Ich wollte Geld verdienen. Unbedingt.

Während ich mich in meine Arbeit hineinsteigerte, zog der Sommer ins Land. Die Blätter der Linde vor unserem Wohnzimmerfenster, vor dem ich auch heute noch so gerne sitze und Tee trinke, wurden immer satter und dunkler. Die Luft, die durchs geöffnete Fenster in die Wohnung drang, wurde immer wärmer. Meine Inkontinenz war noch zu unberechenbar, um eine öffentliche Badeanstalt zu besuchen. Zum Glück haben aber meine Schwiegereltern, die nicht allzu weit von uns entfernt wohnen, einen kleinen Pool im Garten. Dort begann ich, den Sommer auch ein bisschen zu genießen. Die kleinen Unfälle – Stuhlflecken auf meinem Badetuch oder im Bikinihöschen –, die nach wie vor passierten, wurden nicht weiter besprochen, sondern durch die in meinem Leben allgegenwärtige Waschmaschine sofort eliminiert.

Ab und zu hatte ich das Gefühl, dass Luft aus meiner Vagina kam, wenn ich aus einem Sessel aufstand. Das irritierte mich, weswegen ich auch ein mal mehr in der gynäkologischen Ambulanz vorstellig wurde. Eine Ultraschall-Untersuchung ergab aber nichts. Abgesehen von ein bisschen Narbengewebe, das wohl von dem kleinen Eingriff an der Bartholin-Drüse zurückgeblieben war, sah alles normal aus. Nachdem ich keine Schmerzen hatte, verdrängte ich das Problem. Vielleicht bildete ich mir das ja auch nur ein.

△

Im August sollte es nach Kreta gehen. Ein Urlaub, den meine Frau und ich uns redlich verdient hatten. Die vergangenen Monate waren für uns beide sehr anstrengend gewesen, und wir freuten uns sehr auf diese kleine Auszeit. Just zehn Tage vor dem geplanten Abflug schwoll allerdings meine Schamlippe wieder an. Nachdem ich annahm, dass da wohl wieder die Bartholin-Drüse beleidigt war, versuchte ich Kamillen-Sitzbäder. Doch die Schmerzen wurden immer schlimmer, die Schwellung immer größer. Noch dazu hatte ich seit ein paar Wochen wieder mehr Verdauungsbeschwerden. Ich neigte zu Durchfall.

Und ich hatte Schmerzen im Kreuz. Manchmal spürte ich auch wieder dieses Ausstrahlen ins Bein, das mich – wenn ich ehrlich war – an meine Beschwerden vor der großen OP erinnerte. Aber meistens war ich nicht ehrlich, weder zu mir noch zu meiner Familie. Das konnte nicht sein. Das durfte nicht sein.

Die Ambulanz wollte ich diesmal vermeiden. Ich hatte Angst, dass man mir dort von unserem Urlaub abraten würde. Und das war in diesen Tagen das Einzige, woran ich denken konnte. Vor allem wollte ich meiner Frau nicht den Urlaub verderben. Sie hatte die letzten Monate so sehr mit mir mitgelitten. Ich wollte nicht, dass sie jetzt wegen mir zu Hause bleiben musste. Das konnte ich ihr nicht antun.

Meine Lösung war Professor Niedera, jener Gynäkologe, der meine Endometriose-Operation durchgeführt und die lange und schwierige Genesungsphase mit mir durchgestanden hatte. Er genoss seit vielen Jahren mein Vertrauen und ich war mir sicher, dass ich mit meinem Anliegen gut bei ihm aufgehoben sein würde. Ich war lange nicht bei ihm gewesen. Von meiner letzten OP und wie es dazu gekommen war, wusste er noch gar nichts. Entsprechend staunte er, als ich ihm in seiner Praxis, in der ich ganz schnell einen Termin bekommen hatte, alles erzählte. Und sein Befund, nachdem er meine Schamlippe gesehen hatte, war klar: Bartholin-Abszess. Schon wieder.

Auch er eröffnete ihn in lokaler Betäubung. Der Eiter konnte abfließen, der Druck ließ sofort nach. Statt eines Röhrchens wie beim letzten Mal bekam ich aber ein paar Nähte gesetzt, welche die Wunde zum Ausheilen offenhalten sollten. Abgesehen davon erzählte ich meinem Lieblingsarzt, mit dem mich nach wie vor diese schweren Wochen im Krankenhaus dreizehn Jahre zuvor verbanden, von meinen anderen Beschwerden. Ganz der empathische Arzt mit Hang zu pragmatischen Lösungen, den ich so schätzte, zauberte er einen MRT-Termin am folgenden Tag aus dem Hut. Es sollte ja nach Griechenland gehen. Allerdings hielt Professor Niedera – genau wie meine Frau – eine Abklärung vor dem Abflug für wichtig.

Das Ergebnis des MRT war niederschmetternd. Alles war wieder da. Ein Abszess mit Fistelgängen in etwa an der gleichen Stelle wie vor der nur fünf Monate zurückliegenden OP. Jetzt, während ich diese Erinnerungen aufschreibe, muss ich eine kurze Pause machen. Ich kann die Leere in meinem Kopf und die Schwere in meinem Körper, die die Tage nach dieser Nachricht füllten, noch heute spüren. Sie vernebeln mir jetzt noch meine Gedanken, und es fällt mir schwer, die Tage danach zu rekonstruieren.

Ganz schnell bekam ich einen Termin zur Rektoskopie bei Professor Holzer. Dort konnte ich es mit eigenen Augen auf einem Monitor sehen. Da war ein Loch in meinem Darm. Wieso und woher es kam, konnte mir mein Chirurg nicht sagen. Um es als OP-Komplikation einzustufen, war diese schon zu lange her. Weitere Tests sollten noch folgen, bevor er eine Behandlungsempfehlung aussprechen konnte. Er verschrieb mir Schmerzmittel und ein Antibiotikum. Das sollte ich nehmen, falls ich in Griechenland Fieber bekäme. Ich durfte also fliegen. Er meinte, das hätte ich mir verdient.

Wir packten also die Koffer und stiegen ins Flugzeug. Nach der Landung, die ich schwitzend und mit zugekniffenem Schließmuskel hinter mich gebracht hatte, und einem Sprint auf eine unangenehm riechende griechische Flughafentoilette fuhren wir in ein wunderschönes Resort direkt am Meer. Zur Begrüßung gab es Champagner und eine Tour durch die Anlage. Es war traumhaft. Ich versuchte zu genießen und nicht an das Loch in meinem Darm zu denken.

Die Schmerzen hatte ich mit den Tabletten gut im Griff, und tagsüber konnte ich den Stuhl auch ganz gut halten. Doch immer nach dem Abendessen, bei dem ich mich aus Trotz nicht zurückhalten wollte und Claudia täglich dazu drängte, Wein zu bestellen, ging es mir meistens mies. Oft musste ich danach halbstündlich aufs Klo rennen. Manchmal blieb ich auch einfach gleich dort.

Am dritten Urlaubstag wachte ich morgens total gerädert auf. Hatte da jemand an der Tür geklopft? Dem Wecker auf meinem Nachttisch zufolge war ich erst vor zwei Stunden eingeschlafen. Trotzdem stand die Sonne schon hoch am Himmel. Es würde wohl wieder ein heißer Strandtag werden.

Da klopfte es wieder an der Tür. Ich hatte mich also nicht getäuscht. Claudia – schon angezogen und in Shorts und Hemd ungewöhnlich schick für diese Uhrzeit – grinste mich an und reichte mir mein Strandkleid. »Schnell anziehen!« flüsterte sie mir zu. Und in Richtung Tür, an der nun schon zum dritten Mal geklopft wurde, rief sie deutlich lauter: »One moment, please!«

Meine Frau wusste wohl, wer dort vor der Tür stand und warum. Ich hingegen hatte keine Ahnung. Sie beobachtete mich ungeduldig dabei, wie ich verschlafen das leichte, hellblaue Leinenkleid überwarf und meine Haare zu einem Zopf hochband. Dann machte sie ein paar schnelle Schritte durch den Raum, öffnete die Tür und ein lautes, dreistimmiges »Happy Birthday!« erklang.

Draußen standen eine Frau von der Rezeption und ein kleiner, untersetzter Mann mit Kochmütze. Sie präsentierte einen Strauß dunkelroter Rosen – ganz klar ein Geschenk meiner Frau – und er reichte mir stolz einen kleinen Schokokuchen, verziert mit bunten Zuckerblumen. Geschenk des Hauses. Es war mein 42. Geburtstag. Und ich hatte völlig darauf vergessen.

Meine Augen füllten sich mit Tränen. Schnell verabschiedete Claudia die beiden Gratulanten und nahm mich in den Arm. Ich war glücklich. Und dankbar. Es war toll hier. Und gleichzeitig war ich todtraurig, wütend, ängstlich und ratlos. Was sollte werden? Wie würde das alles weitergehen? Verdammt, ich hatte schon wieder ein Loch im Darm. Ich klammerte mich an meine Frau und heulte.

In diesem verzweifelten Gefühlswirrwarr verbrachte ich die restlichen Tage unseres Urlaubs. Ich lag in meiner Strandliege, schaute aufs Meer und weinte. Ich saß auf der Terrasse vor unserem Zimmer, ließ die Füße in den kleinen Pool baumeln, lauschte den Wellen, die keine zwanzig Meter von mir entfernt an den Strand schlugen, und weinte. Ich genoss fabelhafte Dinner bei Kerzenschein mit der wunderbaren, lauen Abendbrise im Haar und weinte. Claudia war immer an meiner Seite. Manchmal weinte sie auch.

Nach unserer Rückkehr nach Wien begannen die Tests. Eine Spiegelung des Dickdarms und eine Kapsel-Endoskopie des Dünndarms. Das ist eine Untersuchung, bei der man eine Kapsel schluckt, die Fotos vom Verdauungstrakt macht. Beides ergebnislos. Bis auf die schon bekannte entzündete Stelle am Ende des Dickdarms war alles in Ordnung. Statt eines Lochs im Darm waren jetzt allerdings zwei zu erkennen. Auch stetige Blut- und Stuhluntersuchungen bestätigten: keine chronisch entzündliche Darmerkrankung. Morbus Crohn oder Colitis Ulcerosa wären eine Erklärung für meinen Zustand gewesen. Aber nichts.

Gleichzeitig erinnerte ich mich auch an meine ganzheitliche Ausbildung. Ich begann wieder regelmäßig zu meditieren und besuchte meinen Ström-Lehrer Johannes. Nach dem ersten Schock, in dem wahrscheinlich jeder Mensch sich Fragen wie »Warum ich?« stellt und nur eines will, nämlich die Symptome so schnell wie möglich wieder loswerden, besann ich mich dessen, was ich gelernt hatte.

Jedes Symptom will mir etwas sagen. Jedes Symptom ist eine Hilfestellung auf dem Weg zur Heilung. Schon öfter hatten große gesundheitliche Einschnitte mein Leben zum Besseren verändert. Ich hatte die Erfahrung und damit auch die felsenfeste Überzeugung, dass auch dieses neuerliche Drama mir etwas sagen wollte. Und dass ich etwas lernen und verändern sollte.

Auf diese ganzheitlichen Zusammenhänge zwischen emotionalen Belastungen und Gewohnheiten und deren Auswirkungen auf unser Energiesystem, den Geist und den Körper möchte ich an dieser Stelle nicht näher eingehen. Das hier ist ein Mutmach-Buch vor allem für Menschen, denen ein künstlicher Darmausgang bevorsteht. Und die Ursachen, warum ein Stoma nötig sein kann, sind so vielfältig und individuell, dass die Theorien zur ganzheitlichen Erklärung dazu ein ganzes neues Buch füllen könnten. Ich möchte nur so viel sagen: Ich habe in einigen sehr intensiven, tränenreichen und augenöffnenden Ström-Sitzungen herausgefunden, zu welcher Veränderung mich mein Körper aufforderte. Ich begriff – nicht nur mit meinem Verstand, sondern mit Haut, Haaren und meinem Herzen –, dass ich eine feministisch denkende Frau sein kann, die trotzdem Hilfe von ihrer Ehepartnerin annimmt. Ich begriff, dass ich nicht immer nur geben kann in meinem Leben, sondern dass ich auch nehmen muss, wenn ich will, dass ich und alles um mich herum im Fluss ist. Ich habe – durch und durch – verstanden, dass es in Ordnung ist, wenn ich die Hand ausstrecke und die Freude, das Glück, die Dankbarkeit, die Fülle und die finanziellen Mittel annehme, die ohnehin da sind. Dass ich mich nicht wehren muss gegen alles Schöne, das ohne mein Zutun passiert. Dass ich mir nichts verdienen muss, sondern ohnehin alles verdiene. Das Einzige, das ich wirklich tun muss, ist anzunehmen, glücklich zu sein und ein schönes Leben zu leben.

Heute weiß ich, dass ich sehr gut ohne die finanziellen Mittel leben könnte, die durch den Job meiner Frau mein Leben bereichern. Dass ich es aber nicht muss. Ich bin mir sicher, dass ich für mich allein sorgen könnte, wenn ich müsste. Und das reicht mir und der immer noch lauten Feministin in mir. Es reicht mir, dass ich könnte, wenn ich müsste. Aber im Moment muss ich nicht alleine kämpfen. Und darüber freue ich mich und nehme seit dieser Erkenntnis dankbar an. Das zu verstehen, zu verinnerlichen und mein Leben neu danach auszurichten, hat alles verändert. Ich habe einen alten, großen, massiv belastenden Glaubenssatz losgelassen. Ich weiß heute, dass ich nicht weniger wert bin, wenn ich weniger zum Haushaltseinkommen beisteuere. Ich weiß heute, dass ich auch dann etwas wert bin, wenn ich gar kein Geld nach Hause bringe. Auch und vor allem dann, wenn ich gesund bin. Ich muss nichts tun. Ich muss nur sein. Das ist genug.

Oft erfolgt mit der Veränderung im Geist auch sofort die Veränderung im Körper. Die Selbstheilungskräfte werden aktiv und der Heilungsprozess beginnt. Meistens fühlt sich das gut an. Ich habe selbst schon erlebt, dass Schmerzen schnell nachlassen, Wunden schnell heilen. Aber dieser Prozess bringt oft auch Reinigung. Und mir brachte das Loslassen dieses alten, lebensbestimmenden Musters Durchfall. Massiven Durchfall.

Ich schaffte es manchmal nicht einmal von der Couch zur Toilette. Nachts zog ich wieder Windeln an. War ich mir bis dahin nicht sicher gewesen, ob tatsächlich Luft durch die Scheide entwich, wurde es jetzt zur Gewissheit.

Wenn mein Stuhl sehr dünnflüssig war, liefen kleine Mengen davon definitiv auch aus der Vagina. Die Schmerzen wurden mehr statt weniger, und ich magerte ab. Ende des Jahres 2019 wog ich nur mehr 46,5 Kilogramm, zehn Kilogramm weniger als mein Wohlfühlgewicht. So dünn war ich in meinem Erwachsenenleben noch nie gewesen.

Aber ich fühlte mich besser. Ich hörte auf, ständig zu weinen, war nicht mehr verzweifelt, die Neugier kehrte zurück und ich war gespannt, wie mein Leben nach dieser Krise weitergehen würde. Ich konsultierte eine Orthomolekular-Medizinerin und eine TCM-Ärztin. Ich nahm einige Nahrungsergänzungsmittel ein und stellte meine Ernährung um. Ich aß nach einer kurzen Fastenperiode nur noch gekocht, vegan und glutenfrei. Zu trinken gab es ausschließlich Wasser und Kräutertees. Das Verzichten war anfangs schwer, aber schnell stellten sich erste Erfolge ein. Der Durchfall verminderte sich und ich begann langsam wieder zuzunehmen.

Ich ging auch weiterhin zu meinen Ärzten. Das Team war um zwei Gastro-enterologen erweitert worden, und Professor Niedera wollte ebenfalls über alles unterrichtet sein. Und es dauerte nicht lange, bis einer dieser Mediziner mir gegenüber die Worte »künstlicher Darmausgang« erwähnte.

Und das erste Mal in meinem Leben war ich nicht geschockt. Ich begann tatsächlich den Gedanken an diesen Eingriff, der für mich immer der Alb-traum schlechthin gewesen war, zuzulassen. Vielleicht war es das, was ich jetzt brauchte. Vielleicht sollte ich noch einmal loslassen – die Angst vor dem neuen Körperbild, die Angst vor neuen Routinen, die Angst vor den Blicken und Worten anderer, die Angst, dass mich meine Frau nicht mehr attraktiv finden könnte.

Ich fing an, mich zu informieren. Langsam begann damit auch der Gedanke an einen künstlichen Darmausgang aus der Ecke der Horrorvorstellungen herauszukommen. Professor Holzer erklärte mir, dass ein Stoma die beste Möglichkeit wäre, damit mein Darm und das umliegende Gewebe heilen konnte, weil dieses kaputte, entzündete, löchrige Stück dann einfcch mal ein paar Monate Ruhe hätte. Das klang sinnvoll.

Aber bis zum Eingriff, bei dem der Darm über ein Loch in der Bauchdecke nach außen geführt und festgenäht wird, damit man in einen an den Bauch geklebten Beutel kacken kann, war es gedanklich noch weit. Professor Holzer stellte eine mögliche Rückoperation in den Raum. Eine junge Chirurgin, die ich um eine zweite Meinung bat, sprach hingegen von »möglicherweise permanent«. Das machte mir die Entscheidung nicht leichter.

Was mir allerdings wirklich half, waren die sozialen Medien. Auf Facebook, YouTube und Instagram fand ich Accounts von jungen Frauen, viel jünger als ich, die ganz bereitwillig ihr jeweiliges Stoma herzeigten. Die Videos, auf denen man zuschauen könnte, wie so ein Versorgungsbeutel gewechselt wurde, waren spannend. Da zuzuschauen und auch zu sehen, wie diese hübschen, lebenslustigen, selbstbewussten Frauen mit der Tatsache umgingen, dass sie am Bauch klebende Kot-Beutel wechseln mussten, war beeincruckend. Es inspirierte mich. Immer öfter dachte ich, dass ich das sicherlich auch könnte. Dass ich mir das zutraute.

Und ekelhaft fand ich daran gar nichts. Ich wischte mir ja auch den Hintern ab, ohne dass mir davor graute. Ich hatte meine eigenen Windeln gewechselt und wusste oft nicht, aus welcher Öffnung mir als Nächstes Stuhl fließen und ob ich es rechtzeitig zur Toilette schaffen würde. Mir darum keine Sorgen mehr

45

machen zu müssen, klang schon sehr verlockend. Im Vergleich dazu erschien mir so ein Beutelwechsel plötzlich wie ein Klacks.

Manchmal hatte ich das Gefühl, mich schon entschieden zu haben. Als ich das erste Mal über den Witz »Dann nimmst du halt ein Sackerl für dein Gackerl!« lachen konnte, war mir klar, dass ich es wohl machen lassen würde. Das Leben mit künstlichem Darmausgang schien mir mittlerweile machbar, und ich wusste, wozu das alles gut war. Ich hatte schon wieder so viel gelernt. Über mich und das Leben und dass mich meine gesundheitlichen Grenzerfahrungen bisher immer einen Riesenschritt weitergebracht hatten auf meinem Weg, in meinem Leben, zu meinem Glück. Ich wusste, dass ich auch diesmal einfach loslassen musste. Zulassen musste, dass man mich an der Hand nahm (oder in den OP rollte) und das letzte steinige Stück für mich ging. Auf der anderen Seite würde ich leichter, heller, fröhlicher und glücklicher wieder herauskommen. Zwar mit einem Kack-Beutel am Bauch, aber, hey … es gibt Schlimmeres.

Eine Koloskopie im Jänner 2020 zeigte, dass die Entzündung in meinem Darm stark zurückgegangen war. Ich fühlte mich auch besser, hatte weniger Schmerzen und weniger Durchfall. Und trotz meiner reduzierten Ernährung hatte ich auch schon wieder ein paar Kilo zugenommen. Ich war also auf dem richtigen Weg. Doch die Löcher, die die Eingänge zu den Fisteln un-missverständlich darstellten, waren noch da. Also entschied ich mich für den Eingriff. Ich würde mich – schon wieder – operieren und einen künstlichen Darmausgang anlegen lassen.

Trotzdem zögerte ich noch. Ich hatte Angst. Es war nicht das Stoma, das Leben mit Behinderung, die möglichen Reaktionen der Menschen. All das ängstigte mich nicht mehr. Wenn ich aber die Augen schloss und das Krankenhauszimmer vor mir auftauchte, schossen mir sofort Tränen in die Augen. Heiße Wangen, kalter Rücken und nasse Handflächen. Ich kannte das bereits. Die Phasen vor meinen früheren Operationen hatte ich bislang immer nach dem Motto »Augen zu und (schnell!) durch« verbracht. Ich war jedes Mal ein Wrack gewesen, schon am Tag vor den Eingriffen hatte man mir Beruhigungstabletten geben müssen, weil ich nicht aufhören konnte zu heulen. Angst!

»Aber wovor?«, fragte mich Johannes.

Jede Sitzung bei ihm, meinem Ström-Lehrer und Coach, ist besser als Therapie. Er stellt immer die richtigen Fragen im richtigen Moment.

»Wovor fürchtest du dich so sehr?«

Ich ließ die Augen geschlossen, atmete tief ein und aus und ließ die Antwort kommen.

»Vor der Narkose!«

Plötzlich war es mir ganz klar.

»Der Gedanke, dass ich die Kontrolle abgeben muss, ist schrecklich. Ich muss mein Leben buchstäblich in die Hände eines anderen legen. Das ist doch total abgefahren. Wie kann man das machen? Wie kann man jemandem so vertrauen?«

Johannes grinste. Er neigte seinen Kopf zur Seite und erwiderte: »Weiß ich nicht. Wie machst du das denn, wenn du in ein Flugzeug steigst? Wie machst du das, dem Piloten so sehr zu vertrauen, dass du dein Leben in seine Hände legst?«

Schon wieder die richtige Frage.

△

Am 16. März 2020 – in Österreich war soeben der erste Corona-Lockdown eingeläutet worden – betrat ich allein, aber ganz relaxed das Krankenhaus. So ruhig war ich vor keinem meiner Eingriffe gewesen. Das Trinken der Abführlösung zur Vorbereitung auf die Operation war ekelerregend wie immer, der prompt darauf folgende wässrige Durchfall kaum zu ertragen. Es kam durch alle Öffnungen zwischen meinen Beinen, und zwar relativ unkontrolliert. Fast freute ich mich darauf, das bald nicht mehr ertragen zu müssen.

Kurz vor der OP wurden an meinem Bauch zwei Stellen markiert, an die das Stoma optimalerweise platziert werden sollte. Das ist wichtig, damit der künstliche Ausgang im Alltag nicht stört und leicht zu versorgen ist. Ich sollte mein Dickdarmstoma rechts bekommen, zur Sicherheit wurde aber auch links am Bauch ein Punkt markiert. In Kombination mit meinen beiden Narben von den vorangegangenen OPs sah mein Bauch nun wie ein Gesicht aus. Ich fand das lustig und machte Fotos.

An die Fahrt in den OP, die Vorbereitung und das kurze Gespräch mit dem Anästhesisten – diesmal ganz ohne Tränen und Beruhigungstabletten – kann ich mich noch gut erinnern. Mal wieder sollte ich an etwas Schönes denken und rückwärts zählen. Es ging los.

Und schon war es auch wieder vorbei. Ich war total verwundert, als ich im Aufwachraum zu mir kam. Eine Schwester, die ein paar Meter von mir entfernt hinter einem kleinen Tresen stand, hatte gerade eben mit fragender Stimme mein persönliches Codewort in ein schnurloses Telefon gesprochen. Beim Einchecken hatte ich dieses Passwort festlegen müssen. Nur damit bekam man telefonisch Auskunft über meinen Zustand. Ich hob die Hand, um auf mich aufmerksam zu machen. Die Schwester sah mich und brachte mir das Telefon. Am anderen Ende war meine Frau Claudia – froh, erleichtert und glücklich, dass ich schon wieder da war und alles gut überstanden hatte.

Kurze Zeit später kam schon Professor Holzer an mein Bett. Die Operation war schneller erledigt und insgesamt einfacher gewesen, als er das erwartet hatte. Keine Komplikationen, ich hatte wie geplant ein schönes Dickdarmstoma bekommen.

Schnell wurde ich zurück in mein Zimmer gebracht. Am gleichen Tag bekam ich schon zu essen, und bald merkte ich, dass alles funktionierte, wie es sollte. Der durchsichtige Beutel, der an meinem Bauch rund um mein neues Stoma befestigt war, füllte sich mit brauner Flüssigkeit. Fasziniert schaute ich zu. Es tat überhaupt nicht weh. Auch meine Bauchnarbe schmerzte kaum, obwohl die lange Narbe von der OP ein Jahr davor wieder komplett eröffnet worden war. Diesmal war sie statt getackert aber fein säuberlich vernäht worden. Natürlich hatte ich Schmerzen, aber eigentlich nur, wenn ich mich bewegte oder aus dem Bett aufstand. Schon drei Tage nach dem Eingriff brauchte ich keine Schmerzmittel mehr.

Fasziniert schaute ich zu, wie eine Schwester das erste Mal den Beutel wechselte. Rund ums Stoma, wo der Darm an der Bauchdecke festgenäht war, sah man Krusten, und ich blutete leicht. Nachdem sie die Versorgung abgenommen hatte, reinigte sie alles mit einem weichen, feuchten Tuch. Sie ließ die Haut trocknen, nahm inzwischen mit dem Auge Maß an meinem Stoma und schnitt die Öffnung einer frischen Plastikplatte passend dazu zurecht. Diese Platte klebte sie mir dann auf den Bauch – so, dass mein Stoma durch die Öffnung herausschaute. Auf dieser weichen, biegsamen Plastikplatte befand sich ein Hartplastikring. Auf diesen klippste die Schwester einen beigebraunen, undurchsichtigen Beutel, und ich war wieder bereit für den Rest des Tages. Nun konnte ich nicht mehr zuschauen, wie der Stuhl aus meinem Darm in den Beutel floss, aber man merkte doch am Beutel-Volumen, ob er voll war oder nicht. Bei Bedarf musste ich in der nächsten Zeit nur den angeklippsten Beutel wechseln, was ich von Anfang an selbst machte. Es war ganz einfach.

Als es Zeit war, auch die Platte wieder zu wechseln, fragte ich meine Stomaschwester, ob ich es selbst versuchen dürfte. Sie war erstaunt, dass ich mich da schon herantraute, aber sie ließ mich machen. Ich war langsam, aber es klappte. Nur beim Anbringen der Platte mussten mich die erfahrenen Hände der Pflegekraft noch unterstützen.

Es sollte sich noch als sehr vorteilhaft herausstellen, dass ich mich so furchtlos an den Versorgungswechsel herangetraut hatte. Es ging mir nämlich so gut, dass ich schon am sechsten postoperativen Tag entlassen wurde. Ich durfte nach Hause gehen! Nachdem ich die ganze Woche wegen der Corona-Maßnahmen keinen Besuch gehabt hatte, freute ich mich wie verrückt auf meine Frau und darauf, ihr meinen neuen Bauch zu präsentieren. Natürlich würde ich mich – würden wir uns – noch an meinen neuen Körper und meine neue Art, zur Toilette zu gehen, gewöhnen müssen, aber eines war schon beim Verlassen des Krankenhauses klar: Die Entscheidung zu einem Stoma war eine der besten Entscheidungen meines Lebens gewesen. Nach zwei Jahren fast ununterbrochener Schmerzen, einem Jahr fast ununterbrochener Stuhlinkontinenz, nach so langer Zeit des Verzichts auf ein normales soziales Leben und auf so viele gute Dinge konnte ich endlich wieder alles essen, trinken und tun. Bei meinem ersten längeren Spaziergang habe ich vor Freude geweint. Was für eine Erleichterung, einfach eine Stunde an der frischen Luft zu sein. Ohne Schmerzen und ohne Angst vor einem »Unfall«.

Heute, fast ein Jahr nach dem Eingriff, bin ich immer noch froh, dass ich mich für den künstlichen Darmausgang entschieden habe. Ich habe mein Leben zurück. Und ich bin – mit Beutel am Bauch – gesund. Auch wenn einiges jetzt ein kleines bisschen anders läuft als davor, fühle ich mich weder eingeschränkt noch behindert. Ich kann tatsächlich alles – und gleichzeitig kacken.

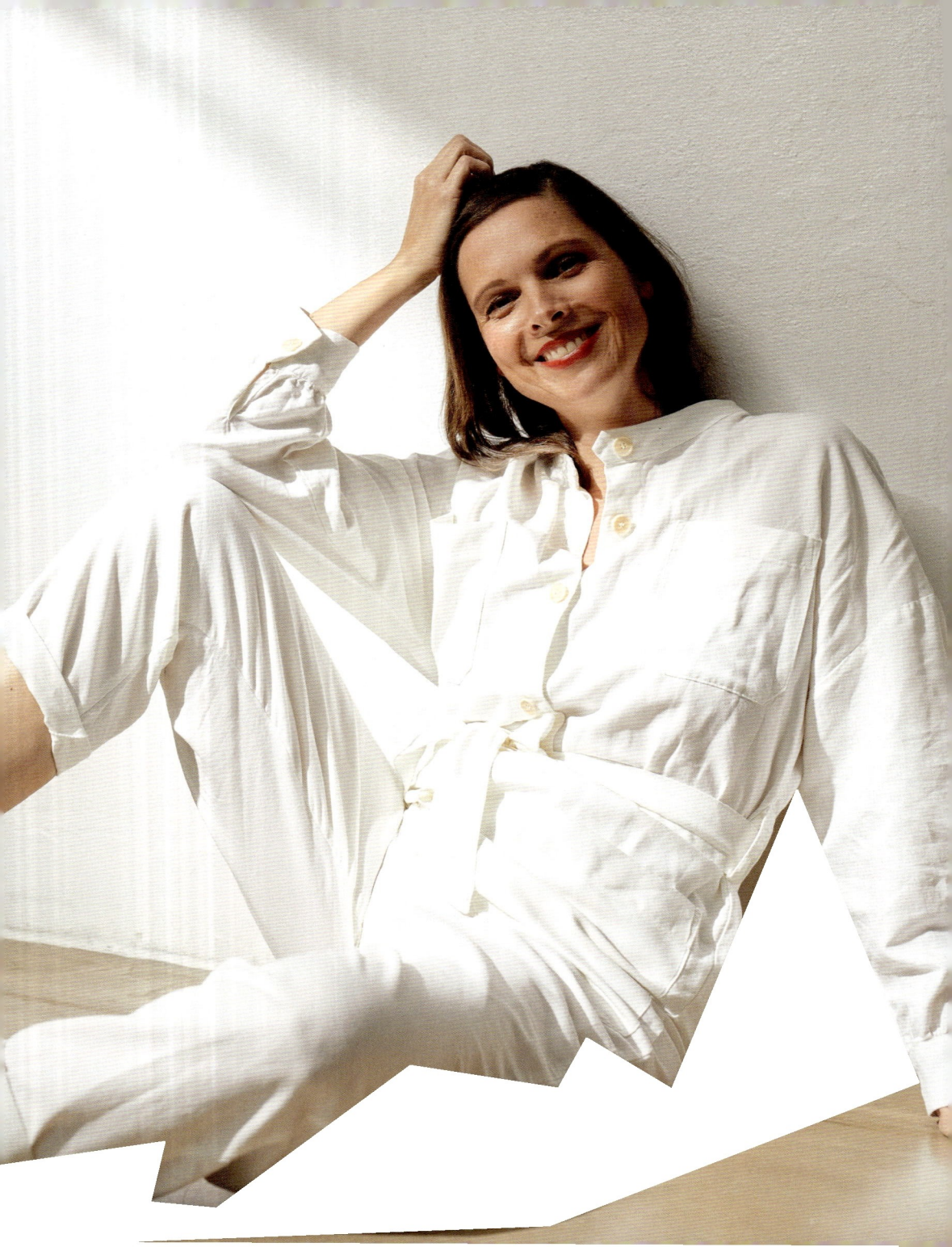

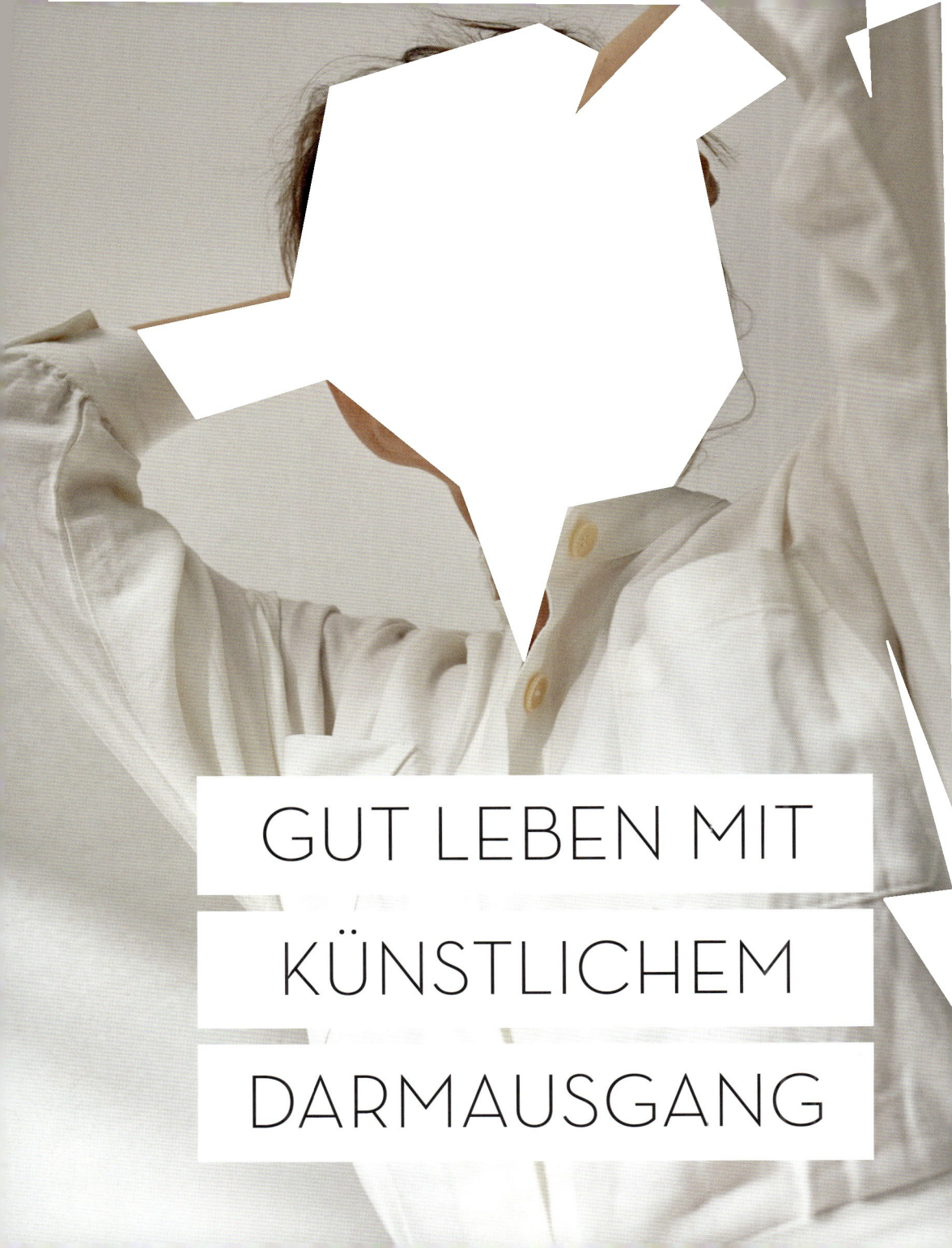

GUT LEBEN MIT

KÜNSTLICHEM

DARMAUSGANG

Als ich beschlossen habe, dieses Buch zu schreiben, war mir besonders wichtig, dass es ein Mutmach-Buch wird. Ich hatte viele Jahre lang fast panische Angst davor, einen künstlichen Darmausgang zu bekommen. Und als es dann wirklich so weit war und ich mich informieren und in das Thema einarbeiten musste, habe ich begriffen, dass diese große Angst eigentlich unbegründet gewesen ist.

Mit einem Stoma kann man ein gutes, erfülltes und glückliches Leben führen. Wenn man die Tatsache akzeptiert, dass dieser neue Körperteil fortan (oder für einen gewissen Lebensabschnitt) zu einem gehört. Meiner Erfahrung nach ist die Grundlage dafür, so gut wie möglich informiert zu sein. Wie sieht das aus? Wie kann ich meinen Alltag damit bewältigen? Was wird anders sein und was nicht?

Der folgende Teil dieses Buches ist eine Sammlung all der Informationen, von denen ich glaube, dass sie dir auf deinem Weg zum Stoma und in den ersten Wochen damit helfen werden. Es ersetzt aber auf keinen Fall die Aufklärung und den Rat deiner Ärzt:innen. Lass dir unbedingt alles von ihnen erklären, was dich und deinen individuellen Gesundheitszustand betrifft, und frag so lange nach, bis du alles verstanden hast, damit du in der Lage bist, eigenverantwortliche Entscheidungen zu treffen.

Dieses Buch ersetzt auch nicht die Erfahrung und Beratung deines persönlichen Stoma-Therapeuten bzw. deiner persönlichen Stoma-Therapeutin. Natürlich gebe ich dir gern ein paar Tipps und Tricks mit, die mir persönlich den Umgang mit meinem Stoma erleichtert haben. Aber kein Bauch ist wie der andere! Also, wenn du Probleme mit deinem Stoma hast, dann lass unbedingt deine:n professionelle:n Betreuer:in einen Blick darauf werfen und dir weiterhelfen!

Aber nun geht's los! Ich hoffe, die folgenden Kapitel geben dir ein Gefühl dafür, was es bedeutet, mit einem Stoma zu leben. Und ich wünsche mir, dass sie dein Vertrauen in dich selbst und in deine Fähigkeiten stärken. Alles Gute für deinen Weg!

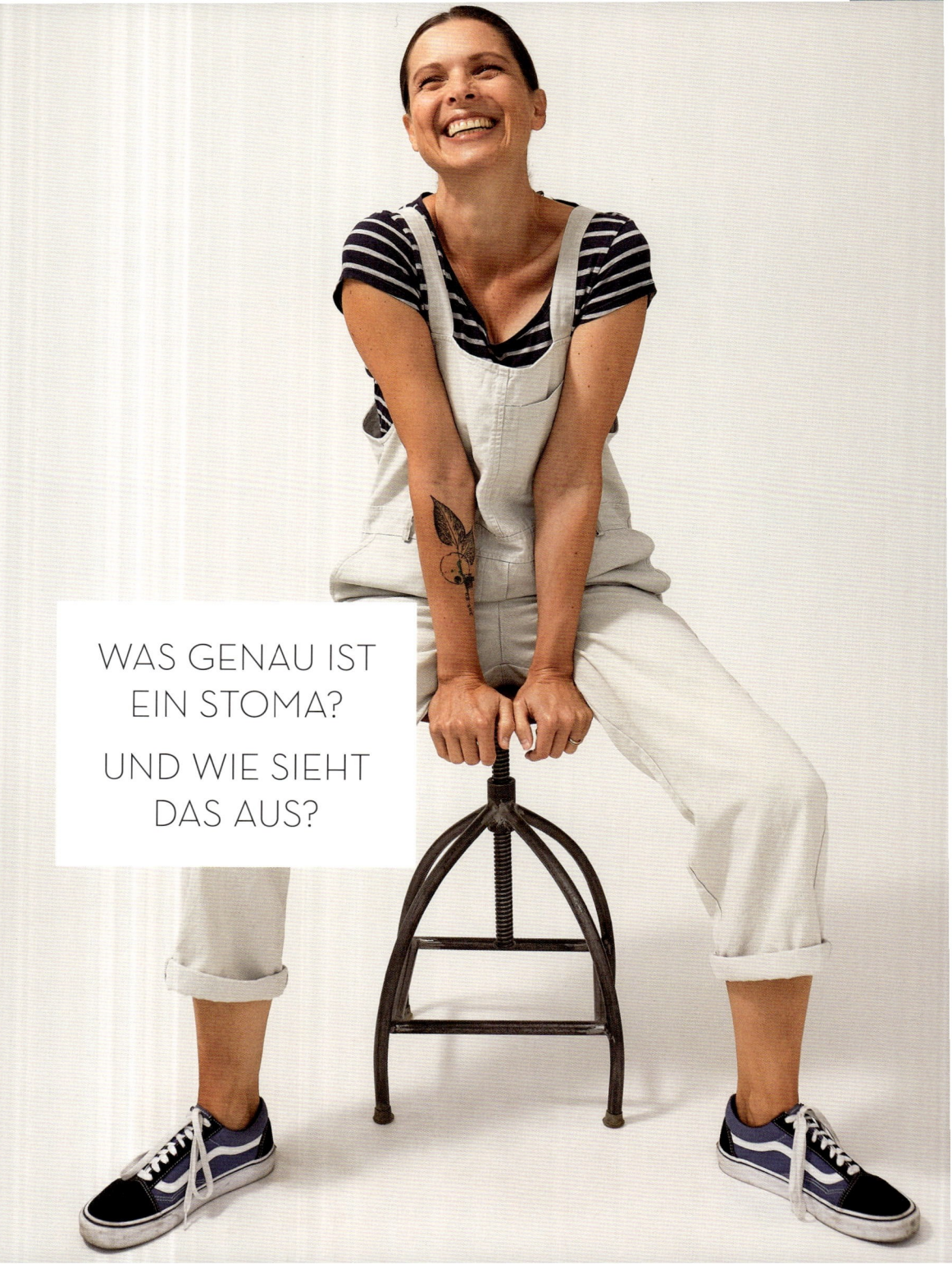

WAS GENAU IST
EIN STOMA?

UND WIE SIEHT
DAS AUS?

Etwa ein Jahr nach der OP, bei der ich meinen künstlichen Darmausgang bekommen hatte, postete ich auf Instagram und Facebook drei Fotos. Eines von meinem Bauch in Kleidung, eines vom Bauch mit Stomabeutel und eines ohne den Beutel. Der Darmausgang an meinem Bauch ist darauf so zu sehen, wie normalerweise nur ich ihn beim Beutelwechseln sehe.

Die Reaktionen auf dieses Foto waren überwältigend. Manche waren natürlich etwas erschrocken, aber es gab extrem viel positives Feedback. Ein paar Tage nach der Veröffentlichung traf ich zufällig einen Freund, der es gesehen hatte. Und er sagte zu mir: »Schon arg … Aber jetzt hat das Mysterium wenigstens ein Ende! Man kann sich ja nicht vorstellen, wie das wirklich aussieht!«

Da wurde mir erst bewusst, dass ich tatsächlich auch selbst keine Ahnung gehabt hatte, was genau ein künstlicher Darmausgang ist und wie er aussieht, bevor ich in Vorbereitung auf meine Operation begonnen hatte, mich damit auseinanderzusetzen. Obwohl die Möglichkeit, dass ich eines brauchen würde, schon viele Jahre im Raum gestanden war, hatte ich immer nur eine sehr vage Vorstellung davon gehabt. Vor meinem inneren Auge war immer nur das unkonkrete Bild einer künstlichen Vorrichtung mit Plastikschläuchen und offenen Wunden gestanden. Ich war immer davon ausgegangen, dass so ein Stoma sehr unangenehm ist und wahrscheinlich permanent Schmerzen verursacht.

Heute weiß ich, dass dem überhaupt nicht so ist. Und mir ist klar geworden, dass dieses Nichtwissen einen immensen Teil meiner Angst vor dem Stoma ausgemacht hat. Deswegen ist es mir so wichtig, mein Stoma zu zeigen, und das möchte ich auch hier in diesem Buch ganz offen tun.

Aber nicht nur mein Stoma sollen sich meine Leser:innen anschauen können, denn künstliche Darmausgänge gibt es »in vielen Formen und Farben«. Deshalb freue ich mich sehr, dass ich einige Menschen dazu bewegen konnte, mir Bilder ihrer Stomata zu schicken, um sie mit dir zu teilen.

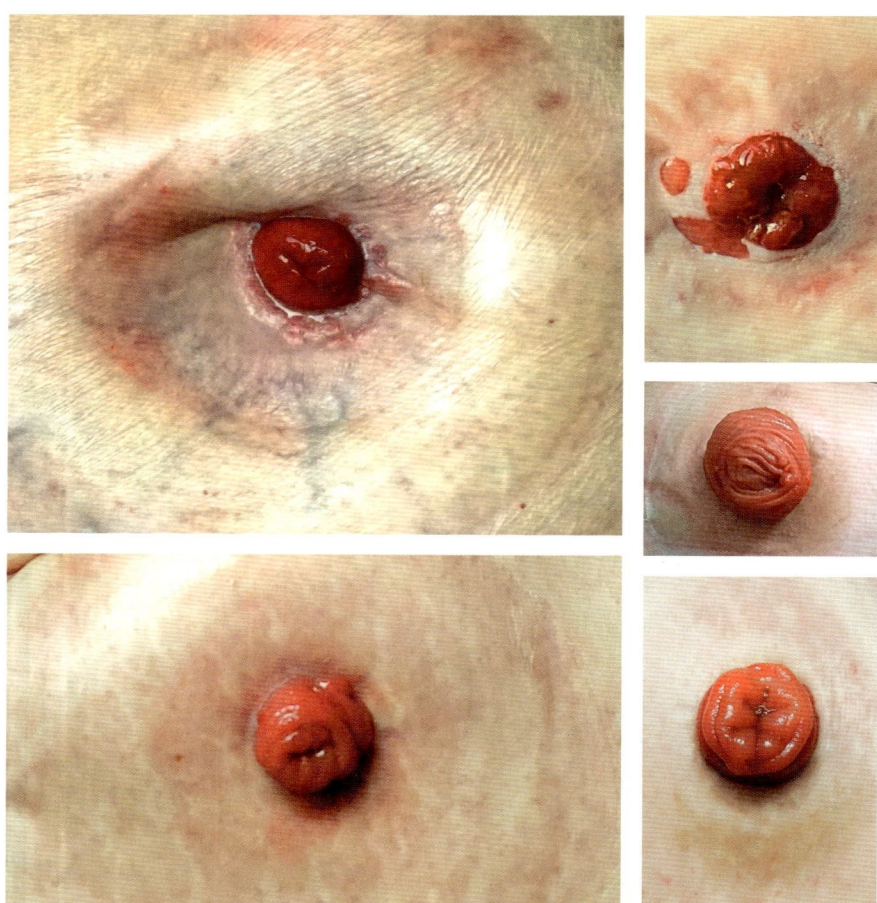

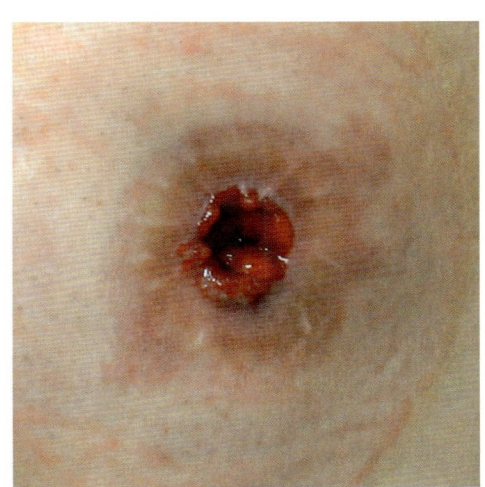

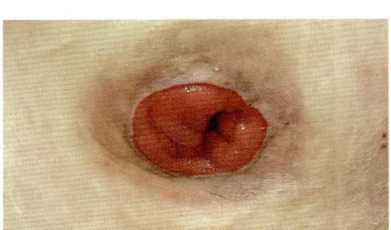

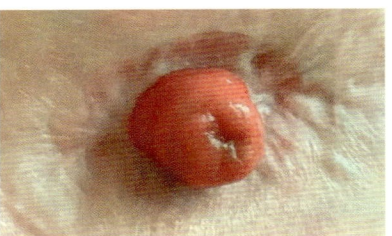

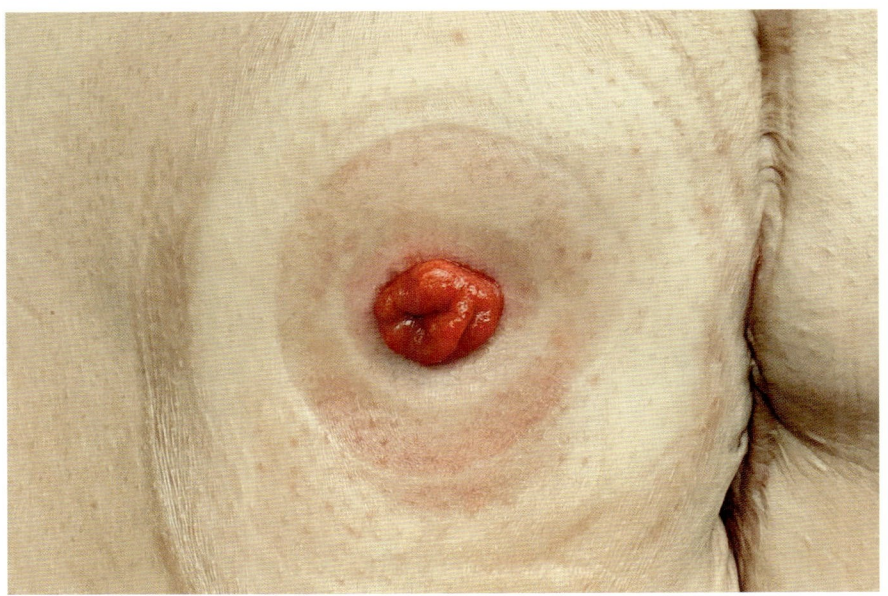

WAS IST EIN KÜNSTLICHER DARMAUSGANG ÜBERHAUPT?

Ein künstlicher Darmausgang (auch Stoma, Seitenausgang oder Anus Praeter genannt) ist eine durch eine Operation geschaffene **Öffnung der Bauchdecke, durch die der Darm nach außen geleitet wird**. Dabei gibt es aber keine technischen Vorrichtungen aus körperfremden Materialien. Der Darm wird schlich durchtrennt, und der zuführende Teil des Darmes wird durch die Bauchdecke nach außen gezogen, wie ein Pullover-Ärmel umgeschlagen und festgenäht – sodass sich der Stuhl nach außen entleeren kann.

Man darf sich das aber nicht so vorstellen wie ein einfaches Loch im Bauch. Der Darm steht in der Regel ein klein wenig über, wie ein kleiner Knubbel, und man sieht die rosa Schleimhaut der Darminnenseite. Man sagt auch, das Stoma wird »prominent« angelegt. Dadurch ist es viel einfacher und hautschonender zu versorgen.

Ein gesundes Stoma schmerzt nicht. Schon ein paar Tage nach der Anlage gibt es in den meisten Fällen auch keine Wundflächen mehr. Die Naht, mit der Darm und Bauchdecke verbunden werden, heilt schnell ab. Bei mir mussten noch nicht einmal Fäden gezogen werden, da bei der OP selbstauflösendes Nahtmaterial verwendet wurde.

Nach der Operation sind das Stoma und der umliegende Bereich meist für ein paar Wochen leicht angeschwollen. Das ist normal – auch jede andere größere Operationswunde braucht Zeit zum Abschwellen. Es kann auch vorkommen, dass die Verbindungsstelle leicht blutet und nässt – wie das eben frische Wunden so tun. Sobald aber alles verheilt ist, verursacht ein künstlicher Darmausgang überhaupt keine Schmerzen. Auch nicht bei Berührung oder leichtem Druck. In der Darmschleimhaut selbst befinden sich nämlich keine Nervenenden. Man spürt dort also gar nichts. Meistens auch nicht einmal, dass das Stoma »fördert«, also Stuhl nach außen befördert.

Nachts bekomme ich meinen Stuhlgang zum Beispiel überhaupt nicht mit. Ich werde davon nicht wach. Tagsüber spüre ich ihn allerdings schon. Denn durch die Darmperistaltik meines Dickdarm-Stomas bewegt sich auch meine Bauchdecke ein ganz kleines bisschen. Und das merke ich natürlich. Das tut aber überhaupt nicht weh – das Gefühl ist am Anfang nur etwas ungewohnt. Ich kenne aber auch Stomaträger:innen (vor allem solche mit Dünndarm-Stoma), die ihren Stuhlgang kaum bis gar nicht spüren.

Dickdarm-Stoma? Dünndarm-Stoma? Was ist denn da der Unterschied?

DICKDARM-STOMA VERSUS DÜNNDARM-STOMA

Je nachdem, **welcher Teil des Darms nach außen geleitet** wird, spricht man von einem Dickdarm-Stoma oder Dünndarm-Stoma.

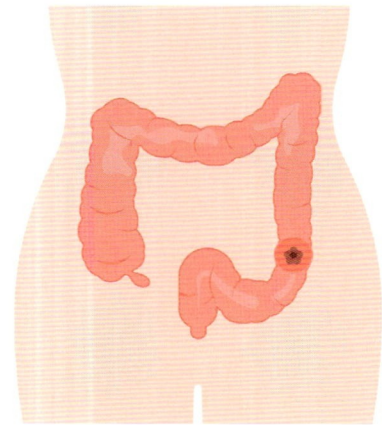

Dickdarm-Stoma

Das **Dickdarm-Stoma** wird auch (das) Kolostoma oder Colostoma beziehungsweise (die) Kolostomie oder Colostomie genannt. Diese Bezeichnung hat ihren Ursprung im Griechischen. Das Wort »Stoma« bedeutet »Mund«, »Mündung« oder »Öffnung«, das »Colon« (oder eingedeutscht »Kolon«) bezeichnet in der Medizin den größten Teil des Dickdarms.

Das **Dünndarm-Stoma** wird auch häufig Ileostoma oder Ileostomie genannt. Denn der größte Teil des Dürndarms wird von Mediziner:innen als »Ileum« bezeichnet.

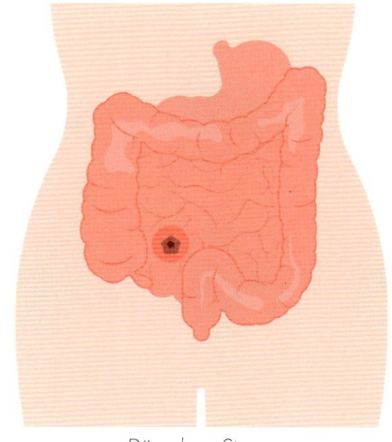

Dünndarm-Stoma

Welche Version von Darmausgang man bekommt, entscheiden die Umstände – also die Art und die Stelle der Erkrankung oder Verletzung, weswegen ein Stoma angelegt werden muss. Natürlich gibt es Unterschiede zwischen Dickdarm- und Dünndarmausgang. Aber beide sehen fast gleich aus und sind vom Handling her auch grundsätzlich gleich zu versorgen. Nur in der Stuhlkonsistenz gibt es normalerweise wesentliche Unterschiede.

Direkt nach der OP ist der Stuhl – egal welche Art Darmausgang man bekommen hat – meistens recht flüssig. Bei einem Dickdarm-Stoma ändert sich das aber in der Regel schnell.

Bei mir wurde der Stuhl schon nach wenigen Tagen breiig und hat auch ziemlich bald wieder recht feste Konsistenz angenommen. So ähnlich, wie ich das von früher in Erinnerung hatte.

Je mehr Dickdarm bis zum Stoma vorhanden ist, also je später im natürlichen Verlauf des Verdauungstraktes das Stoma angelegt ist, desto wahrscheinlicher ist auch eine »normale« Stuhlkonsistenz. Denn eine der wichtigsten Funktionen des Dickdarms ist es, dem Stuhl Flüssigkeit zu entziehen und ihn auf diese Weise einzudicken. Je mehr »arbeitenden« Dickdarm man also noch hat, desto besser kann er dieser Aufgabe auch nachkommen.

Bei einem Dünndarm-Stoma ist die Konsistenz des Stuhls im Normalfall dünnflüssiger. Die Eindickung durch den Dickdarm fällt schlicht weg, weil der Stuhl diesen ja gar nicht passiert.

Auch in der Platzierung unterscheiden sich Kolo- und Ileostoma normalerweise voneinander. Grundsätzlich wird nämlich darauf geachtet, so viel funktionierenden, gesunden Darm wie möglich zu behalten. Deswegen wird das Dünndarm-Stoma in der Regel auf der rechten Bauchseite platziert, das Dickdarm-Stoma eher am linken Unterbauch. Aber auch da kann es Ausnahmen geben.

Mein Dickdarm-Stoma liegt zum Beispiel auf der eher unüblichen rechten Bauchseite. Denn bei meinen Vor-Operationen wurde auf der linken Bauchseite bereits so viel Darm entfernt, dass er dort schon recht kurz ist und sehr schwer nach außen zu »fädeln« gewesen wäre. So habe ich ihn also rechts, und in der Handhabung ist das auch gar kein Unterschied.

Es gibt noch weitere unterschiedliche Arten von künstlichen Darmausgängen!

»ENDSTÄNDIG« VERSUS »DOPPELLÄUFIG«

Beim **endständigen Stoma** wird der **Darm komplett durchtrennt**. Der Schenkel, der »von oben« kommt und Stuhl fördert, wird aus dem Bauch ausgeleitet. Der »untere« Rest des Darms, also der Teil nach dem Stoma, wird entweder krankheitsbedingt komplett entfernt oder verschlossen und im Körper belassen.

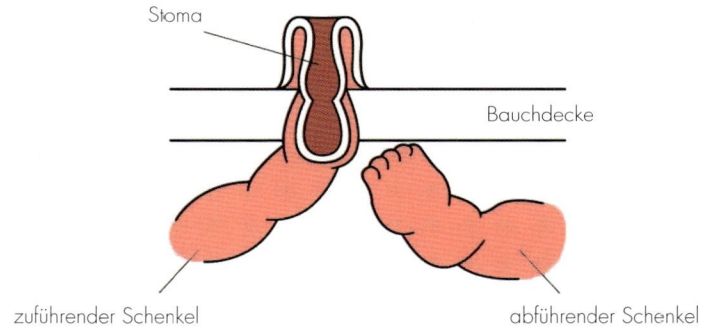

Endständiges Stoma

So ist es zum Beispiel bei mir. Ich habe ein endständiges Kolostoma. Der stillgelegte Teil meines Dickdarms liegt in meinem Bauch, wird dort durch Blutgefäße versorgt und genährt und könnte wieder »angeschlossen« werden. Mein künstlicher Darmausgang könnte also rückoperiert werden. Man muss das aber nicht machen. Die beiden Stücke meines Darms können auch für den Rest meines Lebens so bleiben, wie sie jetzt sind.

Für vorübergehende Stoma-Anlagen wird manchmal das **doppelläufige Stoma** gewählt. Bei dieser Variante wird der Darm nicht ganz, sondern **nur etwa zur Hälfte durchtrennt**. Beide nebeneinanderliegenden »offenen« Darm-Enden werden durch die Bauchdecke nach außen geführt und festgenäht. Die Entleerung des Stuhls durch das zuführende Ende läuft im Prinzip genauso wie beim endständigen Stoma. Beim doppelläufigen kann es aber manchmal vorkommen, dass der Stuhl teilweise nicht im Beutel landet, sondern in das abführende Ende des Darms gelangt, das neben dem zuführenden liegt, sich auf normalem Weg durch den restlichen Verdauungstrakt bewegt und über den After ausgeschieden wird. Es entlastet und schont aber ebenfalls den Darm-Teil hinter dem Stoma. Und es kann etwas einfacher als die endständige Variante wieder verschlossen und rückoperiert werden.

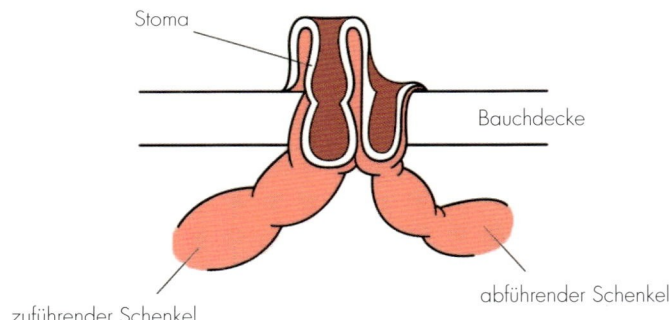

Doppelläufiges Stoma

Sowohl Kolostomien als auch Ileostomien können endständig oder doppelläufig angelegt werden. Welche Version bei der jeweiligen Person sinnvoller ist, muss mit den behandelnden Ärzt:innen besprochen und entschieden werden.

WANN KANN DENN EIN STOMA ÜBERHAUPT NÖTIG WERDEN?

In Teil 1 dieses Buches hast du erfahren, dass die grundlegende Ursache für meinen künstlichen Darmausgang eine Endometriose-Erkrankung war, beziehungsweise eine schlecht verheilte Narbe im Darm, die ich von einer Darmteilentfernung wegen Endometriose hatte. Aber natürlich ist das nicht der einzige Grund, warum ein Stoma nötig werden kann. Immer dann, wenn der Schließmuskel nicht mehr ausreichend gut funktioniert, die Darmfunktion erheblich eingeschränkt ist oder der Darm verletzt wurde, steht die Möglichkeit einer Stoma-Anlage im Raum.

Folgende Gründe kann es dafür geben:

KREBS
Der häufigste Stoma-Verursacher ist Krebs. Bei Dickdarmkrebs im Bereich des Enddarms beziehungsweise dessen Therapie kann es sein, dass Rektum und Schließmuskel zumindest teilweise entfernt werden. Oft ist danach keine natürliche Kontinenz mehr gegeben, und ein Stoma ist unausweichlich. Aber auch manche Strahlentherapie kann das Gewebe im Bereich des Enddarms so schädigen, dass man ohne künstlichen Darmausgang nicht mehr auskommt.

CHRONISCH ENTZÜNDLICHE DARMERKRANKUNGEN
Morbus Crohn, Colitis Ulcerosa oder Divertikulitis sind Erkrankungen des Verdauungstraktes, bei denen chronische Entzündungen im Dickdarm oder Dünndarm beziehungsweise in beiden Darmabschnitten bestehen. Durch die

dauernde Entzündung kann es zu einer so starken Schädigung des Verdauungstraktes kommen, dass Darmteile oder der gesamte Dickdarm entfernt werden müssen und ein Stoma unumgänglich wird.

DARMVERSCHLUSS

Durch eine Funktionsstörung des Darmes oder durch das Abschnüren beziehungsweise Verlegen des Darmes kann es zu einem sogenannten Verschluss kommen. Die Ursachen dafür sind vielfältig. Gemeinsam ist ihnen, dass eine natürliche Passage des Stuhls durch den Darm dann nicht mehr möglich und in fast allen Fällen eine Operation nötig ist. Manchmal wird in dieser OP auch ein Stoma angelegt.

UNFÄLLE

Auch wenn bei einem Unfall der Darm verletzt wird, kann ein künstlicher Darmausgang notwendig sein. Ebenso bei Unfallfolgen wie (Querschnitts-)Lähmung, durch die die Verdauung nicht mehr funktioniert, kann ein Stoma das Ausscheiden des Stuhls wieder ermöglichen oder erleichtern.

ANGEBORENE FEHLBILDUNGEN

Es gibt Kinder, die mit einer sogenannten anorektalen Fehlbildung zur Welt kommen. Das bedeutet, dass der Enddarm, der Schließmuskel und der After gar nicht oder nicht vollständig ausgebildet sind. Solche Malformationen können unterschiedlich kompliziert sein, aber meistens gibt es keine Alternative zum Stoma.

FISTELN

Als Fistel wird eine unnatürliche Verbindung zwischen zwei Teilen des menschlichen Körpers bezeichnet, die normalerweise nicht verbunden sind. So können zum Beispiel Dickdarm und Dünndarm durch einen Fistelgang miteinander verbunden sein, oder der Darm und andere Organe wie etwa Vagina oder Harnblase. Eine Fistel kann aber auch mit der Haut verbunden sein und eine Öffnung an der Körperoberfläche verursachen. Die Ursachen für Fisteln sind mannigfaltig, als Therapie kann eine Operation mit Stoma-Anlage notwendig sein.

ABSZESSE

Darmerkrankungen, Verletzungen und vorangegangene Operationen können manchmal zu einem Abszess führen. Dabei handelt es sich meistens um eine bakterielle Infektion, durch die eine entzündliche Tasche gebildet wird, in der sich Eiter sammelt. Befindet sich solch ein Abszess im Bereich des Darmes, kann eine operative Therapie mit künstlichem Darmausgang nötig sein.

ENDOMETRIOSE

Endometriose sind Gewebswucherungen, die in erster Linie zu starken Schmerzen während der Menstruation und unerfülltem Kinderwunsch führen. Endometriose-Gewebe kann aber auch in den Darm hineinwuchern und die Darmpassage stören oder unmöglich machen. Darmteilentfernungen im Zuge von operativen Endometriose-Sanierungen haben dann oft die Anlage eines künstlichen Darmausgangs zur Folge.

FAMILIÄRE ADENOMATÖSE POLYPOSIS (FAP)

Bei dieser vererbten Erkrankung kommt es zur Bildung unzähliger Polypen im Dickdarm. Bleibt die FAP unbehandelt, entarten diese Polypen fast zu 100 % zu Dickdarmkrebs. Um dies zu verhindern, muss oft der gesamte Dickdarm entfernt und ein künstlicher Darmausgang angelegt werden.

OP-KOMPLIKATIONEN

Es kann vorkommen, dass während einer Operation der Darm verletzt wird oder dass nach einer Darm-OP ohne Stoma-Anlage Probleme im Bereich der Anastomose (also der Darmnaht) auftreten. Solch eine Komplikation kann zu einer lebensgefährlichen Sepsis führen und eine Notoperation mit der Anlage eines künstlichen Darmausganges nötig machen.

INKONTINENZ

Neben den bereits angeführten können noch viele weitere Ursachen wie beispiels-weise Schlaganfälle, Multiple Sklerose, Alzheimer und Demenz, Gehirntumore, Dammrisse, Überdehnungen, Beckenbodensenkungen, aber auch Psychosen oder Medikamentenmissbrauch dazu führen, dass das willentliche Halten des Stuhls nicht mehr möglich ist. Sind andere Optionen der Therapie ausgeschöpft, ist ein künstlicher Darmausgang auch ein Weg, die Stuhlinkontinenz in den Griff zu bekommen.

> *Du siehst also: Ein Stoma ist gar nicht so selten nötig, wie du vielleicht glaubst. Eines zu haben, ist aber leider noch immer ein riesengroßes Tabuthema. Die meisten Betroffenen reden nicht darüber oder verschwei-gen es ihrem weiteren Umfeld sogar gänzlich. Es kann also durchaus sein, dass du eine:n Stomaträger:in kennst und nichts davon weißt.*

Man geht davon aus, dass es im deutschsprachigen Raum etwa 200.000 Personen mit Stoma gibt. Dazu zählen auch jene Menschen, die mit einem künstlichen Harnausgang leben. Obwohl es in diesem Buch um den künst-lichen Darmausgang geht, möchte ich das **Urostoma** bzw. die Urostomie nicht unerwähnt lassen.

»Uro« bedeutet »Harn«, es wird damit also eine **künstliche, durch eine Operation hergestellte Harnausleitung über den Bauch** bezeichnet. Ein Urostoma befördert zwar Harn und nicht Stuhl in einen Beutel, die Herausforderungen in der Akzeptanz, der Versorgung und im täglichen Umgang damit sind aber ähnlich. Deshalb hoffe ich, dass ich auch Träger:innen eines künstlichen Harnausgangs mit meinem Buch Mut machen und sie unterstützen kann.

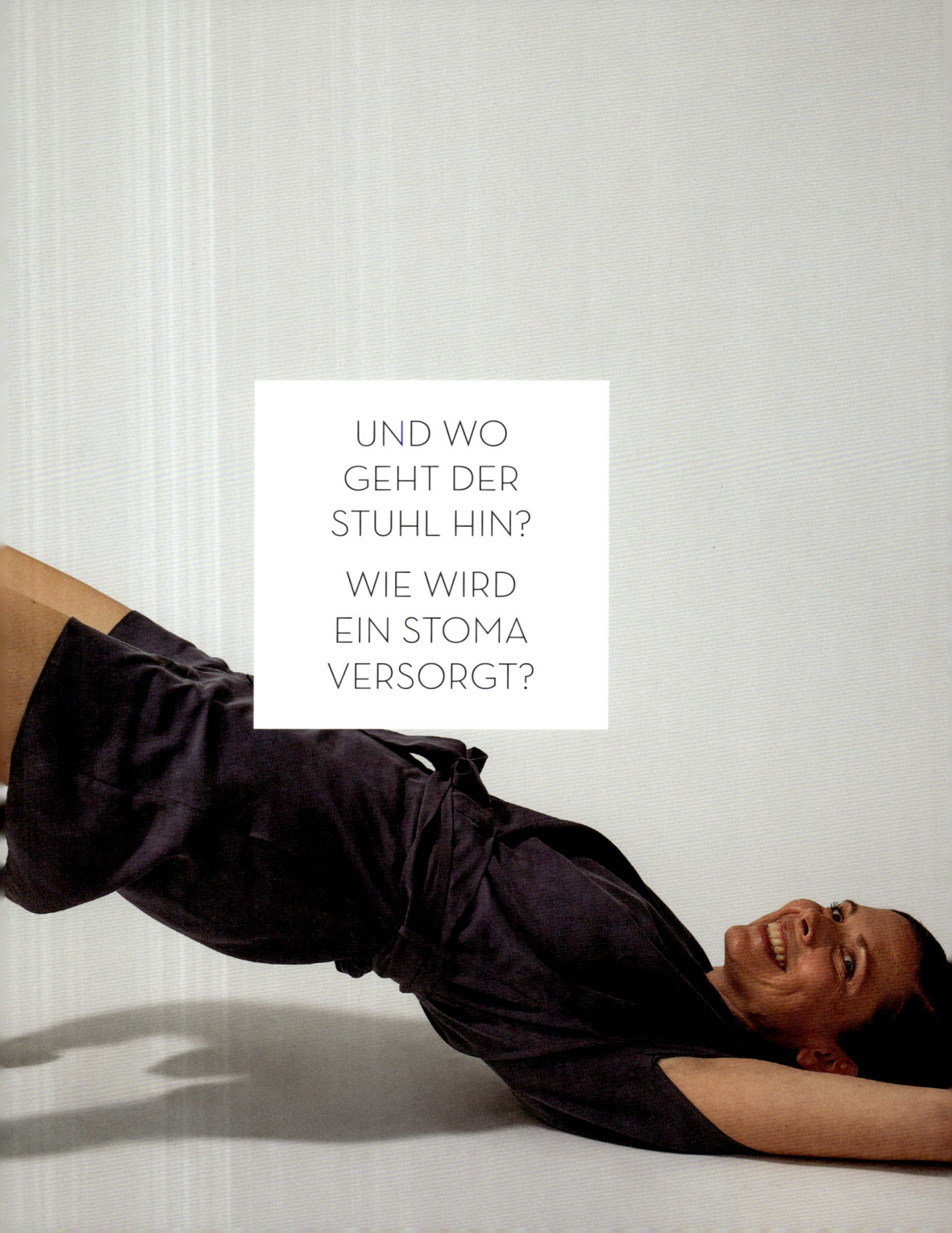

UND WO
GEHT DER
STUHL HIN?

WIE WIRD
EIN STOMA
VERSORGT?

Am Stoma befindet sich natürlich kein Schließmuskel. Das heißt, als Stomaträger:in kannst du nicht beeinflussen, wann du Stuhlgang hast, und kannst ihn natürlich auch nicht »zurückhalten«. Es kommt, wann's kommt!

Bevor ich herausgefunden habe, wie ein Stoma wirklich aussieht und funktioniert, hatte ich, wie schon erwähnt, immer irgendwelche Schlauch-Vorrichtungen im Kopf. Ich habe gedacht, dass ich dann immer einen Behälter mitführen müsste, in dem der Stuhl aufgefangen wird. Ich habe gedacht: Es stinkt, ist schmutzig und unhygienisch. Dem ist aber überhaupt nicht so!

Die Antwort auf die Frage, wo und wie der Stuhl denn aufgefangen wird, ist verblüffend einfach. Das Prinzip ist so simpel! **Rund ums Stoma wird ein Beutel an den Bauch geklebt**, in den der Stuhl gleiten kann und auf diese Weise aufgefangen wird. Unter den Klamotten sieht man davon nichts, man riecht nichts, Bauch und Kleidung bleiben sauber und trocken und alles ist tipptopp hygienisch. Manchmal habe ich das Gefühl, dass die Stuhlentleerung über einen Stomabeutel sogar hygienischer ist, als »normal« zur Toilette zu gehen. Denn bei meinem Stoma sehe ich beim Ausstreifen, Saubermachen und Beutelwechseln genau, was ich tue und wie gründlich ich bin!

Ausstreifen? Beutel wechseln? Was für »Standard-Klogeher:innen« fremd klingt, ist für Stomaträger:innen Alltag. Es ist jener Part, den man am Anfang lernen muss, der Teil, wo sich der Alltag am meisten verändert.

> *Zum Stuhlgang setzt man sich ab sofort nicht mehr einfach nur auf die Toilette, es gehört ein bisschen mehr dazu. Es ist aber überhaupt nicht schwer oder kompliziert, man braucht nur ein wenig Fingerspitzengefühl und Übung.*

Aber von vorne! Das Prinzip der Stoma-Versorgung ist einfach. Sie besteht immer aus einem Teil, der am Bauch klebt, einer sogenannten **»Platte« oder »Basisplatte«**. Die kann man sich vorstellen wie ein großes Pflaster mit Loch in der Mitte. Diese Platte wird auf den Bauch geklebt, sodass in der Mitte durch das Loch das Stoma herausschaut. Und an dieser Platte wird ein **Beutel befestigt**, in den dann der Stuhl gleiten kann. Das ist alles.

Damit jede:r Stomaträger:in die für den eigenen Alltag und die eigenen Bedürfnisse am besten passende Versorgung findet, gibt es unzählige Modelle von vielen verschiedenen Herstellern. Sie sind alle ähnlich und folgen dem **Platte-Beutel-Prinzip**. Aber es gibt unterschiedliche Systeme:

ZWEITEILIG ODER EINTEILIG?

Für die erste Zeit nach der OP habe ich eine sogenannte **»zweiteilige Versorgung«** verwendet. Wie der Name schon sagt, besteht diese aus zwei Teilen – aus einer Platte und einem separaten Beutel. Das Prinzip ist ganz einfach: Man klebt die Platte auf den Bauch und befestigt den Beutel dann an dieser Platte mittels Klickprinzip oder Klebesystem.

Bei mir war es so, dass jeweils ein dünner Hartplastik-Ring sowohl auf der Platte als auch auf jedem Beutel angebracht war. Damit konnte ich die Beutel an die Platte klicken – wie bei einer Tupperdose! Manche Systeme haben statt dieses Klickprinzips ein Klebesystem, bei dem der Beutel auf die am Bauch haftende Platte geklebt wird. Was man verwendet, ist Geschmackssache.

*Der größte Vorteil dieses zweiteiligen Systems ist, dass es gerade für Neulinge **leichter zu handhaben** ist. Die Wahrscheinlichkeit, dass du nach der OP eine zweiteilige Versorgung bekommst, ist also ziemlich hoch.*

Auch bei mir war das so. Die ersten Tage im Krankenhaus wurde mein Stoma vom Pflegepersonal versorgt. Aber bald musste ich anfangen, mich selbst darum zu kümmern. Denn spätestens, wenn man aus dem Krankenhaus entlassen wird, sollte man allein damit zurechtkommen. Sonst ist man immer von jemandem anhängig, der hilft.

Warum ist das zweiteilige System zu Beginn angenehmer? Na a, du siehst genau, was du tust. Wichtig bei der Versorgung eines künstlichen Darmausgangs ist nämlich, dass man die Platte so aufklebt, dass die **Bauch-Haut rund ums Stoma möglichst komplett verdeckt** ist und wirklich nur das Stoma durch das Loch in der Mitte herausschaut. Die Darmschleimhaut ist nämlich dafür gemacht, mit Stuhl in Kontakt zu kommen, die Haut am Bauch allerdings nicht. Wenn man also schief klebt und dadurch Stuhl auf der Haut landet und länger dortbleibt, kann das zu **Reizungen** führen. Und das sollte man, wenn möglich, vermeiden. Denn das kann nicht nur unangenehm und schmerzhaft sein, sondern auch zum Problem bei der Haftung werden. Die Platten kleben nämlich am besten auf intakter, gesunder, reiner und trockener Haut.

Weil man also bei einem Zweiteiler alles gut im Blick hat, ist es anfangs einfacher, die Platte genau bündig zum Stoma zu platzieren. Der große Unterschied zum **Einteiler** ist nämlich, dass bei diesem **Platte und Beutel von vornherein miteinander verbunden** sind. Man hat also nur »einen Teil« zur Versorgung.

In der Handhabung ist das einteilige System ein kleines bisschen komplizierter, und ich glaube nicht, dass ich es von Anfang an hinbekommen hätte, ein solches richtig zu kleben.

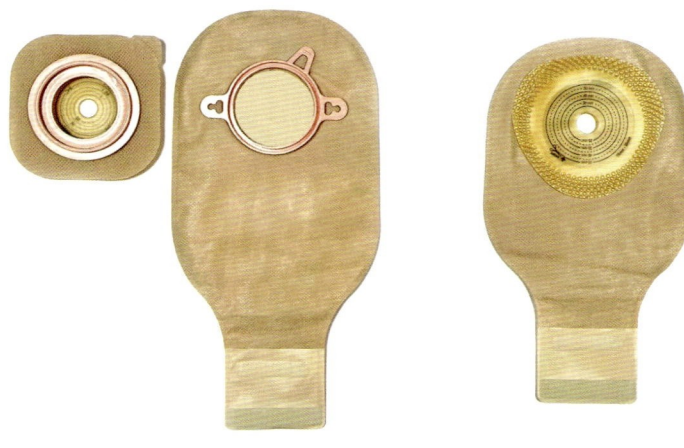

Zweiteilige Versorgung   Einteiler

Nach ein paar Wochen der Eingewöhnung habe ich mich aber für die Einteiler entschieden, weil ich finde, dass diese weitaus flexibler sind. Ich bin ein sehr aktiver Mensch und außerdem Yogalehrerin. Ich muss mich also so frei wie möglich bewegen, meinen Bauch nach vorne und hinten beugen, seitlich dehnen und auch verdrehen können. Ich fand, dass das mit dem etwas steiferen, zweiteiligen System nicht so gut möglich war. Außerdem hat der harte Plastikring des Klicksystems äußerst unangenehm gedrückt, sobald ich auch nur versucht habe, mich auf den Bauch zu legen.

Mit dem Einteiler ist das jetzt kein Problem mehr. Ich habe Platten, die von vornherein nahtlos mit Beuteln verbunden sind. Das Material ist sehr **dünn und flexibel** – ich kann mich also drehen und bewegen, wie ich will, meine Versorgung macht das alles problemlos mit. Sogar in Bauchlage auf der Yogamatte zu liegen, ist überhaupt kein Problem. Und ein weiterer Vorteil des dünnen Einteilers ist, dass man ihn unter der Kleidung (wenn er leer ist!) **garantiert gar nicht sieht**, egal, was man anhat. Ich spüre ihn nicht einmal, wenn ich mir auf den angezogenen Bauch greife!

Der **Nachteil** der Einteiler ist aber sicher, dass sie in der Handhabung schwieriger sind. Beziehungsweise dass man ein wenig üben muss, damit man es hinbekommt, sie schön bündig zum Stoma zu kleben und keine Haut freizulassen, die der Stuhl »schädigen« kann.

Anfangs ist es mir schon ein paar Mal passiert, dass ich schief geklebt habe, den Beutel wieder entfernen und einen neuen nehmen musste. Aber nach ein paarmal Wechseln hatte ich den Dreh raus. Sehr hilfreich war in diesem Umgewöhnungsprozess auch meine Stoma-Therapeutin, die mir ein paar Tipps und Tricks gezeigt hat.

> *TIPP*
> *Egal ob Basisplatte oder Einteiler: beim Aufkleben immer unter dem Stoma ansetzen und die Versorgung von unten nach oben anbringen.*

Aber egal welches System man zur Versorgung auch verwendet, eines ist bei allen gleich: Wenn man erfolgreich einen Beutel an den Bauch geklebt oder geklippt hat, wird der Stuhl von diesem aufgefangen.

Und was passiert dann? Wie wird man die Ausscheidungen ganz los?

GESCHLOSSENE VERSUS AUSSTREIF-BEUTEL

Es gibt die sogenannten **»geschlossenen Beutel«**. Wenn so einer voll ist, muss man ihn abnehmen und einen neuen befestigen. Bei zweiteiligen Systemen ist das relativ einfach. Man nimmt den vollen Beutel ab, entsorgt ihn und klippt oder klebt einen neuen, leeren Beutel an. Fertig. Bei einteiligen Systemen ist das nicht ganz so einfach. Denn man muss die gesamte Versorgung abnehmen und eine neue draufkleben.

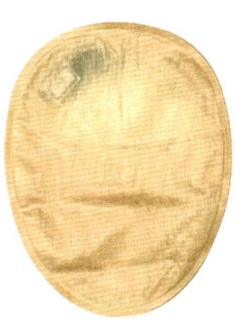
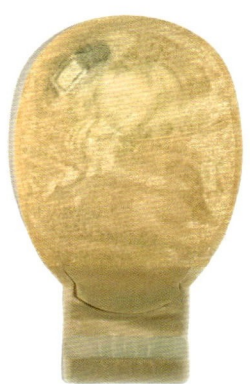

Geschlossener Beutel   Ausstreif-Beutel

Ob geschlossene Beutel in der Verwendung angenehm sind, hängt meiner Meinung nach sehr davon ab, wie oft man Stuhlgang hat bzw. wie oft man das Bedürfnis nach einem leeren Beutel hat. Ich persönlich habe in der Regel zwei- bis dreimal am Tag Stuhlgang. Und ich mag es nicht, wenn der Beutel für längere Zeit voll ist. Das heißt, bei geschlossenen Beuteln muss ich mindestens zwei- oder dreimal am Tag die Versorgung wechseln.

Solange ich mein zweiteiliges System hatte, war das kein Problem: Beutel abnehmen, ein wenig saubermachen, alles entsorgen und einen neuen Beutel anklicken hat etwa eine Minute gedauert. Das kann man schon zwei-, dreimal am Tag machen – kein Problem. Als ich dann aber auf die Einteiler umgestiegen bin, war das schon aufwändiger. Ich musste mehrmals am Tag die gesamte Versorgung abnehmen, die Haut reinigen, warten, bis alles trocken ist, und eine neue Versorgung auf den Bauch kleben.

Mittlerweile bin ich sehr routiniert im Umgang mit meiner Versorgung, allerdings dauert so ein Wechsel schon zwischen fünf und zehn Minuten – wenn alles gut klappt und das Stoma in der Zeit des Wechsels nicht aktiv ist. Denn manchmal passiert es natürlich, dass der Darm genau während des Beutelwechsels auf die Idee kommt, Stuhl zu fördern. Das macht zwar nichts, denn man kann diesen dann mit Tüchern oder direkt im Entsorgungsbeutel auffangen. Aber die ganze Prozedur dauert dann doch etwas länger.

Zu Hause im eigenen Badezimmer kann das zwar ein bisschen nervig sein, ist aber an und für sich noch kein Problem. Füllt sich der Beutel allerdings bei Freunden, im Restaurant oder im Schwimmbad, wird es definitiv komplizierter. Natürlich ist es machbar, auch in fremden Badezimmern oder auf öffentlichen Toiletten die Versorgung komplett zu wechseln, aber es ist sehr umständlich. Nicht überall gibt es (saubere!) Ablageflächen, die für so einen Wechsel praktisch sind. Ich persönlich verwende außerdem auch gern fließendes

Wasser, um meine Reinigungstücher zu befeuchten, und wasche mir gern nicht nur nach, sondern auch während eines Versorgungswechsels die Hände. Auf vielen Toiletten ist das aber nicht möglich, weil es schlicht kein Waschbecken in der Toilettenkabine gibt.

In meinem ersten Sommer mit Stoma bin ich auf sogenannte »Ausstreifbeutel« umgestiegen. Ich schwimme nämlich für mein Leben gern und habe bemerkt, dass die öffentliche Toilette in einem Schwimmbad sich für mich gar nicht zum Versorgungswechsel eignet. Es ist klein, finster, alles ist nass, und ständig wird die Klinke gedrückt, weil auch andere Badegäste mal aufs Klo müssen. Das ist mir einfach zu stressig.

Seither verwende ich Ausstreifbeutel. Die gibt es sowohl für einteilige als auch für zweiteilige Systeme und von so gut wie jedem Beuteltyp von allen Herstellern. Der einzige Unterschied zu einem geschlossenen Beutel ist, dass die Ausstreif-Variante unten einen **Auslass** hat, den man öffnen und schließen kann.

Jetzt sitze ich also wieder auf der Toilette, um »mein Geschäft zu verrichten«, aber ich setze mich etwas weiter nach hinten – sodass ich den Stomabeutel zwischen meinen Beinen entleeren kann. Andere Stomaträger:innen setzen sich auch verkehrt auf die Klobrille – also mit Blick zum Spülkasten. Dann öffne ich den Beutel und lasse den Stuhl durch den Auslass in die Toilette gleiten. Da ich ein Kolostoma habe und mein Stuhl relativ kompakt ist, muss ich da meistens nachhelfen und meine Ausscheidungen aus dem Beutel ausstreifen. Daher kommt auch der Name »Ausstreifbeutel«. Ileostoma-Träger:innen müssen das meistens nicht, denn ihr Stuhl ist eher flüssig.

Wenn mein Häufchen ins Klo gefallen ist, reinige ich die Öffnung des Beutels zuerst mit normalem und dann mit feuchtem Klopapier und schließe ihn wieder. Das alles dauert in etwa so lang wie ein »normaler« Stuhlgang. Und da ich in der Regel meinen Beutel zwischen ein- und dreimal täglich leere, ist das zeitlich auch überhaupt kein Aufwand. Ausstreifen ist auch in der Nacht richtig praktisch.

Ich persönlich muss normalerweise in der Nacht gar nicht aufstehen, aber hin und wieder kommt es schon vor, dass ich frühmorgens wach werde und mein Beutel voll ist. Und so verschlafen, wie man morgens ist, ist ausstreifen viel einfacher, als die komplette Versorgung zu wechseln – außerdem liege ich auf diese Weise viel schneller wieder im Bett.

> *Bei vielen Stomaträger:innen spielen natürlich auch die Themen **Nachhaltigkeit und Umweltschutz** eine Rolle bei der Entscheidung, ob sie sich für offene oder geschlossene Beutel entscheiden. Denn wenn ich dreimal am Tag einen Beutel entsorge, verbrauche ich nicht nur dreimal so viel Material, es fällt definitiv auch viel mehr Plastikmüll an.*

Aber egal welches System man verwendet, irgendwann muss man natürlich die gesamte Versorgung wechseln. Ein und derselbe Beutel kann nicht ewig am Bauch kleben. Ich persönlich wechsle normalerweise jeden Tag in der Früh meine Versorgung – tagsüber streife ich aus.

In Österreich bekommt man von der **Krankenkasse** auch einen Ausstreifbeutel täglich bezahlt. Von den geschlossenen Beuteln würde ich drei am Tag bekommen. Bei den zweiteiligen Systemen ist es ähnlich. Man hat hier in

Österreich Anspruch auf einen Ausstreif- oder drei geschlossene Beutel und 15 Basisplatten im Monat.

Wie oft man aber nun wirklich die gesamte Versorgung wechselt, das bleibt einem selbst überlassen und ist von vielen Faktoren abhängig. Wenn ein und dieselbe Platte gut klebt und es auch der peristomalen Haut (also der Haut rund ums Stoma) gut geht, kann man dieselbe Platte oder denselben Einteiler schon auch mal ein paar Tage kleben lassen.

PLANE UND KONVEXE PLATTEN

Idealerweise ist ein künstlicher Darmausgang »prominent« angelegt. Das bedeutet, dass der Darm ein kleines Stück über die Bauchdecke hinausragt. Für solch ein **prominentes Stoma** verwendet man sogenannte **plane Platten**. Diese sind ganz flach und gerade. Sie werden einfach rund ums Stoma aufgeklebt, und das Stoma ragt ein bisschen heraus in den Beutel hinein.

Es gibt aber auch Stomata, die genau auf oder leicht **unter Hautniveau** sind. Das bedeutet, dass das Stoma nicht hervorsteht. Chirurgen versuchen immer, ein leicht prominentes Stoma anzulegen, weil es einfacher zu versorgen ist. Manchmal ist das aber anatomisch nicht möglich. Und es kann auch sein, dass sich ein Stoma mit der Zeit verändert. Gewichtszunahmen oder Hernien können dazu führen, dass sich das Stoma unter Hautniveau zurückzieht.

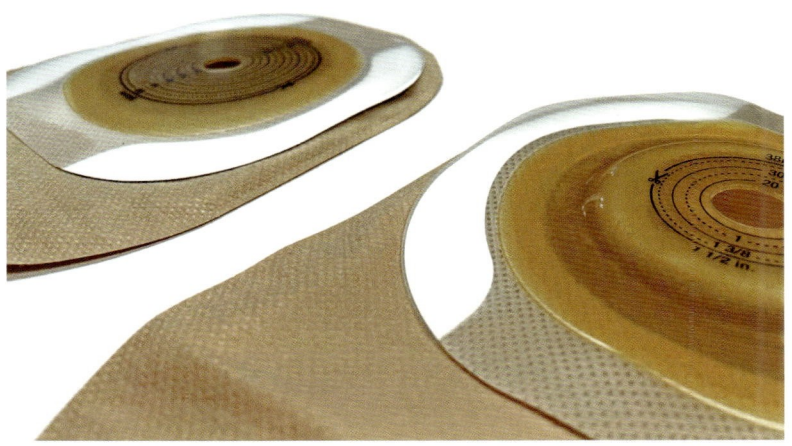

Plane und konvexe Platte

Für diese Fälle gibt es sogenannte **konvexe Platten**. Diese sind nach innen gewölbt, um leichten Druck auf die Stoma-Umgebung auszuüben und so das Stoma etwas hervorstehen zu lassen. Ein weiterer Vorteil der konvexen Platten ist, dass sie sich optimal an die Wölbungen rund ums Stoma anpassen und so verhindern, dass Stuhl an freiliegende Haut kommt.

Diese konvexen Platten gibt es von einigen Herstellern auch in »soft konvex«. Sie sind nicht so stark gewölbt und bieten für Stomata, die auf oder nur ganz leicht über Hautniveau liegen, eine gewisse Unterstützung.

Viel seltener als plane und konvexe werden **konkave Platten** benötigt. Diese kommen dann zum Einsatz, wenn das Stoma auf einem durch beispielsweise eine Hernie entstandenen »Hügel« auf dem Bauch liegt. Diese nach außen gewölbten Platten passen sich dann besonders gut an die peristomale Haut an.

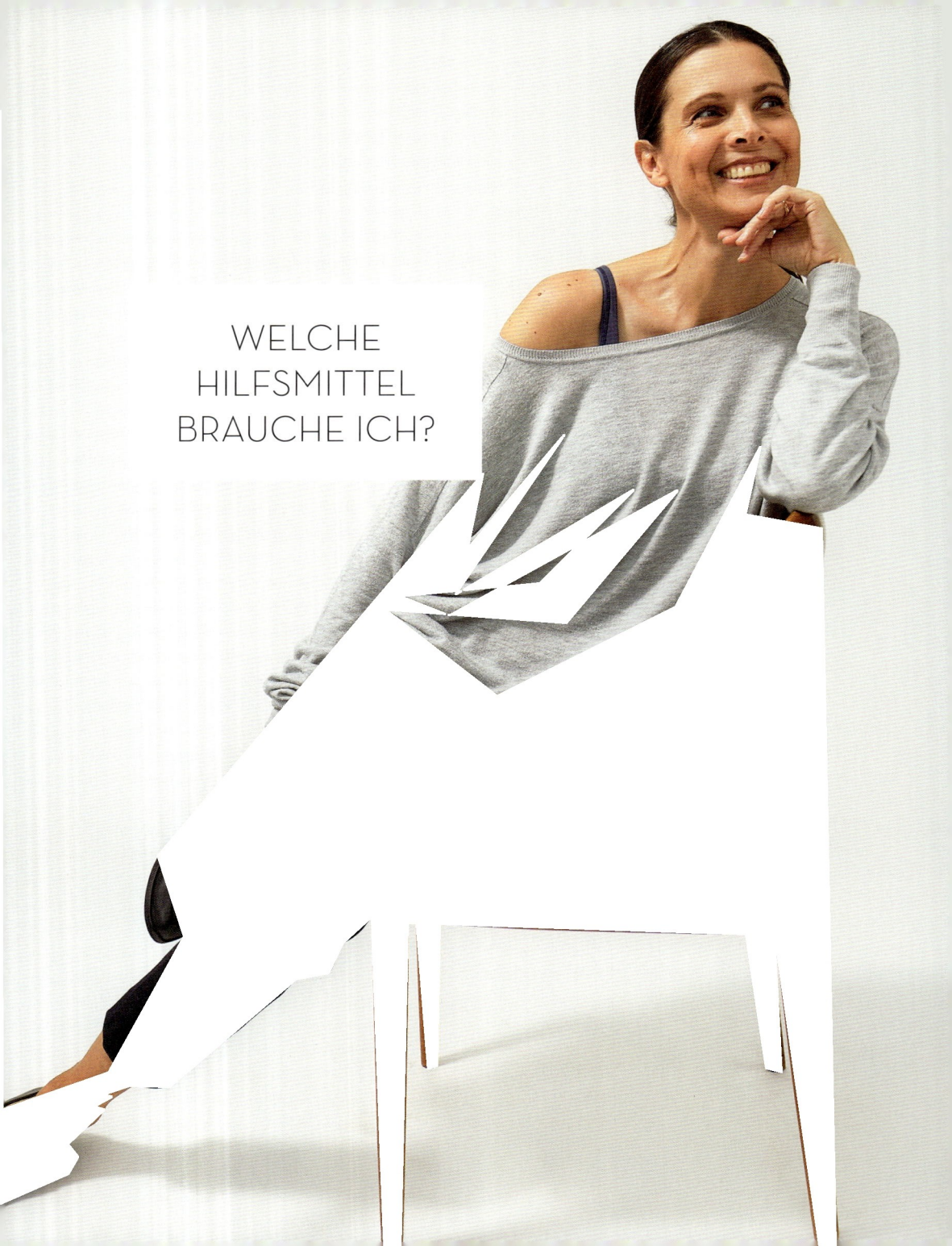

WELCHE
HILFSMITTEL
BRAUCHE ICH?

Im Prinzip brauchst du zur Versorgung eines künstlichen Darmausgangs lediglich die zwei oben beschriebenen Teile: eine Basisplatte und einen Beutel – beziehungsweise beides in einem Teil. Es gibt aber noch ein paar Hilfsmittel, die das Leben mit Stoma erleichtern können. Man braucht sie nicht unbedingt, aber es kann ganz praktisch sein, diese kleinen Helfer zur Hand zu haben:

PFLASTERENTFERNER

Als Stomaträger:in freut man sich darüber, wenn die Versorgung bombenfest hält. Meine Beutel lösen sich noch nicht einmal bei einem Kopfsprung in den See, einem Saunagang oder einem Entspannungsbad in der Wanne. Will man die Versorgung aber wechseln, kann die gute Klebeeigenschaft natürlich hinderlich sein. Ohne Pflasterentferner bekomme ich meine Beutel kaum vom Bauch. Und ich will auf gar keinen Fall durch Ziepen und Zerren meine Haut irritieren.

Am liebsten verwende ich deshalb zum Abnehmen der Versorgung einen **Pflasterentferner-Spray**: den Beutel an einer Stelle leicht vom Bauch abheben, zwei- bis dreimal druntersprühen und er fällt fast von alleine ab. Es gibt auch **Pflasterentferner-Tücher**. Die finde ich persönlich nicht ganz so praktisch, aber für unterwegs sind sie ganz gut, weil sie in einer kleinen Tasche viel weniger Platz einnehmen als die Spraydose.

VLIESTÜCHER

Nach dem Entfernen des Beutels oder der Platte vom Bauch muss die Haut rund ums Stoma gereinigt werden. Im Krankenhaus hat man mir dazu geraten, einfach nasse Küchenrolle dafür zu verwenden. Das funktioniert natürlich, aber mir ist das Material zu hart, zu steif, und es löst sich irgendwann in unschöne Fussel auf, wenn man es nass verwendet.

Angenehmer finde ich Vliestücher. Ich kaufe sie in 100er-Packungen, mache zum **gründlichen Reinigen** eines oder zwei unterm Wasserhahn feucht oder verwende sie vor dem Aufkleben des neuen Beutels auch zum Trocknen. So verletze ich die empfindliche Darmschleimhaut nicht, und es wird alles schön sauber.

HAUTPFLEGE

Auch wenn man alles richtig macht und gut darauf achtet, dass die peristomale Haut – die Haut rund ums Stoma – intakt und gesund bleibt, gibt es manchmal Irritationen, Reizungen, nässende Stellen und Wunden. Und dann kann man nicht einfach irgendeine Wundschutz-Creme verwenden. Denn die Haut muss **fettfrei** bleiben, sonst haftet die neue Platte bzw. der neue Beutel nicht.

Ich verwende in solchen Fällen gern **Hautschutz-Puder** (auch »Stoma-Puder« genannt). Er bildet auf offenen, nässenden Stellen eine schützende, trocknende Schicht. Es gibt aber auch Hautschutz-**Sprays**, Hautschutz-**Cremen** und

Hautschutz-**Tücher** speziell für die Stoma-Pflege. Welches Produkt für welche Hautirritation am besten ist, musst du von Fall zu Fall mit deiner Stoma-Therapeutin oder deinem Stoma-Therapeuten entscheiden.

> TIPP
>
> *Es gibt auch tolle **Hausmittel** zum Schutz der Haut unter dem Beutel. **Schwarzer Tee** ist einer der besten und einfachsten Tipps, die ich je bekommen habe. Die darin enthaltenen Gerbstoffe wirken leicht antibakteriell, schmerzstillend und entzündungshemmend. Einfach den ausgekühlten Teebeutel oder in Tee getränkte Wattepads für ein paar Minuten auf die wunde Stelle auflegen.*
>
> *Sehr gute Erfahrungen habe ich auch mit **ätherischen Ölen** gemacht. Da es sich dabei um Pflanzenessenzen und nicht um fettige Öle handelt, beeinträchtigen sie auch nicht das Klebeverhalten der Beutel. Ich verwende einen Tropfen Lavendelöl, um gereizte Haut zu beruhigen. Weihrauchöl nehme ich, um die Heilung und Erneuerung der Haut zu unterstützen. Bei ätherischen Ölen aber unbedingt auf höchste Reinheit, das heißt therapeutische Qualität achten und die Verträglichkeit des Öls vorher an einer anderen Hautstelle testen!*

HAUTSCHUTZ

Ich persönlich klebe meine Einteiler direkt auf die trockene Haut. Aber bei Unebenheiten oder wunder Haut neben dem Stoma können Hautschutzprodukte sinnvoll sein. Sie werden vor Befestigen der Basisplatte oder des Beutels rund ums Stoma auf die Haut aufgebracht, um diese zu schützen und eine optimale Klebefläche zu bilden.

Es gibt **Hautschutzringe** und **-streifen**, die man mit den Fingern modellieren kann. Es gibt aber auch **Hautschutzpaste**, die aus einer Tube gedrückt und rund ums Stoma aufgebracht wird. Einfach ausprobieren und schauen, womit du dich persönlich am wohlsten fühlst.

STOMASCHERE

Nicht jedes Stoma ist gleich groß. Und nicht jedes ist perfekt rund. Außerdem verändern sich Größe und Aussehen jedes Stomas in den ersten Monaten nach der Anlage, während noch Schwellungen zurückgehen und das Gewebe heilt. Meines ist in der Heilungsphase im Durchmesser einen ganzen Zentimeter kleiner geworden.

Platten und Einteiler bekommt man von vielen Herstellern mit unterschiedlich großen Ausschnitten für das Stoma – etwa mit drei Zentimetern Durchmesser oder mit vier. Aber es kann durchaus auch notwendig sein, das Loch noch etwas zu vergrößern oder die Form zu verändern, wenn das Stoma etwa oval ist.

Dazu verwendet man eine Stomaschere – das ist eine **kleine, leicht gebogene Schere** mit abgerundeten Spitzen. Damit klappt das Ausschneiden ganz leicht, und man perforiert nicht aus Versehen den Beutel.

FIXIERSTREIFEN

Meine aktuelle Versorgung hält bombenfest – wenn es mal sein muss, auch mehrere Tage. Wenn sie sich überhaupt von selbst abzulösen beginnt, dann von innen, vom Stoma her. In der Phase, in der ich noch experimentiert und meine Favoriten-Einteiler gesucht habe, habe ich aber öfter welche probiert, die sich nach spätestens einem Tag von außen abzulösen begannen. Wenn man sehr aktiv ist und schwitzt oder der Bauch viel mit Wasser in Berührung kommt, geht das manchmal aber auch schneller.

Deswegen gibt es elastische Fixierstreifen in unterschiedlichen Formen und Größen, mit denen man einen **zusätzlichen Auslaufschutz** am äußeren Rand der Platte anbringen kann.

ENTSORGUNGSSÄCKE

Von meinem Versorger bekomme ich zu jeder Lieferung Stomabeutel auch eine entsprechende Anzahl an Entsorgungssäcken kostenlos dazu. Das sind **dunkle, undurchsichtige Plastiktüten**, etwas größer als Hundekotbeutel, in die ich meine benutzte Versorgung, schmutzige Vliestücher und etwaiges Verpackungsmaterial entsorge. Falls du solche Säcke nicht automatisch geschickt bekommst, kann ich dir nur empfehlen, dir selbst welche zu besorgen.

Du kannst dazu einfach Müllsäcke verwenden. Ideal finde ich solche, die einen etwas größeren Durchmesser haben als Hundekotbeutel, damit ich mir beim Versorgungswechsel einen Teil davon vorne in die Unterhose stecken kann. So kann ich die benutzte Versorgung und alle beim Wechseln verwendeten Utensilien einfach in den Beutel fallen lassen. Auch für den Fall, dass der Darm beim Wechseln aktiv wird, ist es praktisch, schon eine Auffangvorrichtung unters Stoma geklemmt zu haben.

Wenn die neue Versorgung klebt, knote ich den Entsorgungssack gut zu und werfe ihn einfach in den Hausmüll.

> *TIPP*
> *Zugeknotete Entsorgungsbeutel sind nicht völlig luftdicht. Damit die benutzte Versorgung in Innenräumen also so wenig Geruch wie möglich verströmt, bringe ich meinen kleinen schwarzen Sack gleich nach dem Versorgungswechsel zur Mülltonne. Ein Windeleimer ist aber auch eine gute, geruchssichere Möglichkeit der Zwischenlagerung.*

STOMAGÜRTEL

Mit meiner Erstversorgung habe ich einen speziellen Stomagürtel mitbekommen. Den konnte ich beim Hartplastikring meiner zweiteiligen Versorgung links und rechts einhängen und so die Versorgung noch besser am Körper fixieren.

Manche Stomaträger:innen mit konvexer Versorgung verwenden diese Gürtel gern, da er hilft, die Platte näher am Bauch zu halten und damit die **Dichtigkeit der Versorgung zu verbessern**. Da ich plane Platten verwende, die so gut wie nie unterlaufen (unterlaufen bedeutet, dass sich Stuhl zwischen Haut und Platte durchdrückt), habe ich diesen Gürtel allerdings noch nie verwendet.

Wenn dein Stoma nicht prominent angelegt und dir der Gürtel sympathisch ist, achte jedoch bitte darauf, dass du ihn nicht zu eng schnallst. Durch zu starken Druck können schmerzhafte Wunden (sogenannte »Druckulcera«) entstehen. Meine Stoma-Therapeutin sagt: Wenn man seitlich noch gut mit einem Finger zwischen Gürtel und Haut kommt, ist er richtig angelegt.

NOTFALL-TÄSCHCHEN FÜR UNTERWEGS

In der Regel hält meine Versorgung bombenfest; ohne Pflasterentferner-Spray bekomme ich sie eigentlich gar nicht ab. Einmal habe ich aber versehentlich fetthaltige Entfernertücher verwendet (Notiz am Rande: keine gute Idee!), woraufhin meine Versorgung über zwei Tage lang nicht ordentlich gehalten hat. Ich werde nie den schönen Frühsommernachmittag vergessen, an dem ich auf der Terrasse von Freunden entspannt habe, als ich plötzlich ein ungewohntes Kitzeln an meinem Bauch spürte und sich rund um mich Stuhlgeruch ausgebreitet hat.

Meine Platte klebte nicht gut auf der fettigen Haut rund ums Stoma und war unterlaufen – das heißt, Stuhl drückte sich zwischen Haut und Platte durch. Kannst du dir vorstellen, wie froh ich war, dass ich damals meine kleine Notfalltasche dabeihatte? Ich konnte bei meinen Freunden ins Badezimmer gehen, mich saubermachen und die Versorgung wechseln. Seither achte ich noch mehr darauf, dass ich ohne den kleinen Zipp-Beutel nicht das Haus verlasse, obwohl ich seither unterwegs nie mehr eine Ersatzversorgung gebraucht habe.

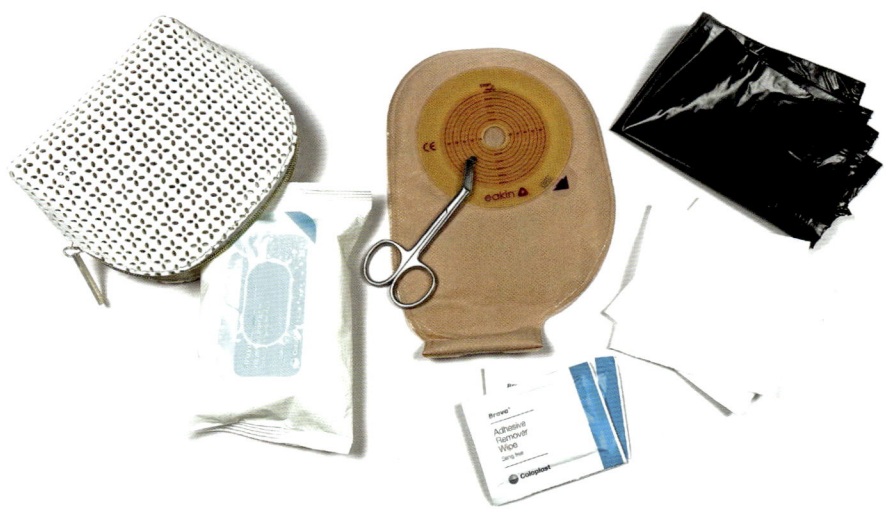

ANDERE UTENSILIEN

Für die Stoma-Versorgung gibt es noch einige andere Produkte wie Bandagen, Abstandhalter, Bumper, Schutzkappen oder spezielle Metallringe, um
das Anpressen der Basisplatte ums Stoma zu erleichtern – all das kannst du
verwenden, wenn es dir hilft. Ich persönlich fand bisher jedoch nichts davon
notwendig oder sinnvoll. Aber ich möchte dich dazu ermutigen, einfach
auszuprobieren, wie eine optimale Versorgung für dich aussieht, wie sie sich
anfühlt und hergestellt wird.

Was man meiner Meinung nach aber ganz sicher nicht braucht, sind spezielle Reinigungstücher. Für Pflasterreste gibt es die Pflasterentferner und für
die restliche Reinigung reichen saubere Tücher und Wasser. Nur für einen
Versorgungswechsel unterwegs, wenn kein Wasser in Reichweite ist, können
Feuchttücher sinnvoll sein. Achte dabei aber unbedingt darauf, dass sie

vollkommen fettfrei (sonst klebt die neue Platte nicht ordentlich!) und ohne Duftstoffe (können Allergien auslösen!) sind.

Was ich auch schon einmal gesehen habe, aber vollkommen unnötig finde, sind Handschuhe, die für den Versorgungswechsel angezogen werden. Du hast ja auch keine Handschuhe getragen, als du dir noch »normal« den Hintern abgewischt hast. Und ich kenne auch keine Eltern, die beim Wechseln der Windeln ihrer Babys Handschuhe tragen. Du musst auch keine Angst haben, mit den Händen irgendwelche Bakterien ans Stoma zu bringen. Hände vor und nach dem Wechsel der Versorgung zu waschen – und wenn nötig, auch zwischendurch – reicht vollkommen!

> TIPP
>
> Eines der besten Hilfsmittel, damit die Platte gut am Bauch klebt, ist: **Wärme**! Wenn das Klebematerial warm ist, haftet es viel schneller und besser an der Haut. Deshalb stecke ich die Basisplatte bzw. den Einteiler immer hinten in die Unterhose oder in meinen BH, während ich die alte Versorgung abnehme und das Stoma reinige. So ist die neue Versorgung schön vorgewärmt und elastisch, was das Aufkleben enorm erleichtert. Nach dem Anbringen lege ich meine Hände auch noch für eine oder zwei Minuten auf die frische Versorgung. Der Druck und die Wärme meiner Hände sorgen dafür, dass alles optimal klebt und hält.

Mehr brauchst du eigentlich nicht zu wissen, um deine Stoma-Versorgung gut hinzubekommen. Wenn du dir aber noch nicht ganz sicher bist, ob du alles verstanden hast und ob du es auch schaffen wirst, mach dir bitte keine Sorgen! **Im Krankenhaus wird man nach der Stoma-Anlage so lange mit**

dir üben, bis du es kannst. Und auch dein:e Stoma-Therapeut:in wird dir mit Rat und Tat zur Seite stehen.

Damit du es dir aber schon jetzt besser vorstellen kannst, habe ich ein Video gemacht. Du findest es auf meiner Website unter **www.ritahofmeister.com/versorgungswechsel**. Gib nach dem Aufrufen der Seite das Passwort **STOMA123** ein und schon kannst du mir zuschauen und die Scheu verlieren! Solche Videos zu sehen, hat mir selbst sehr geholfen, mehr Zuversicht und Vertrauen in meine Fähigkeiten zu entwickeln.

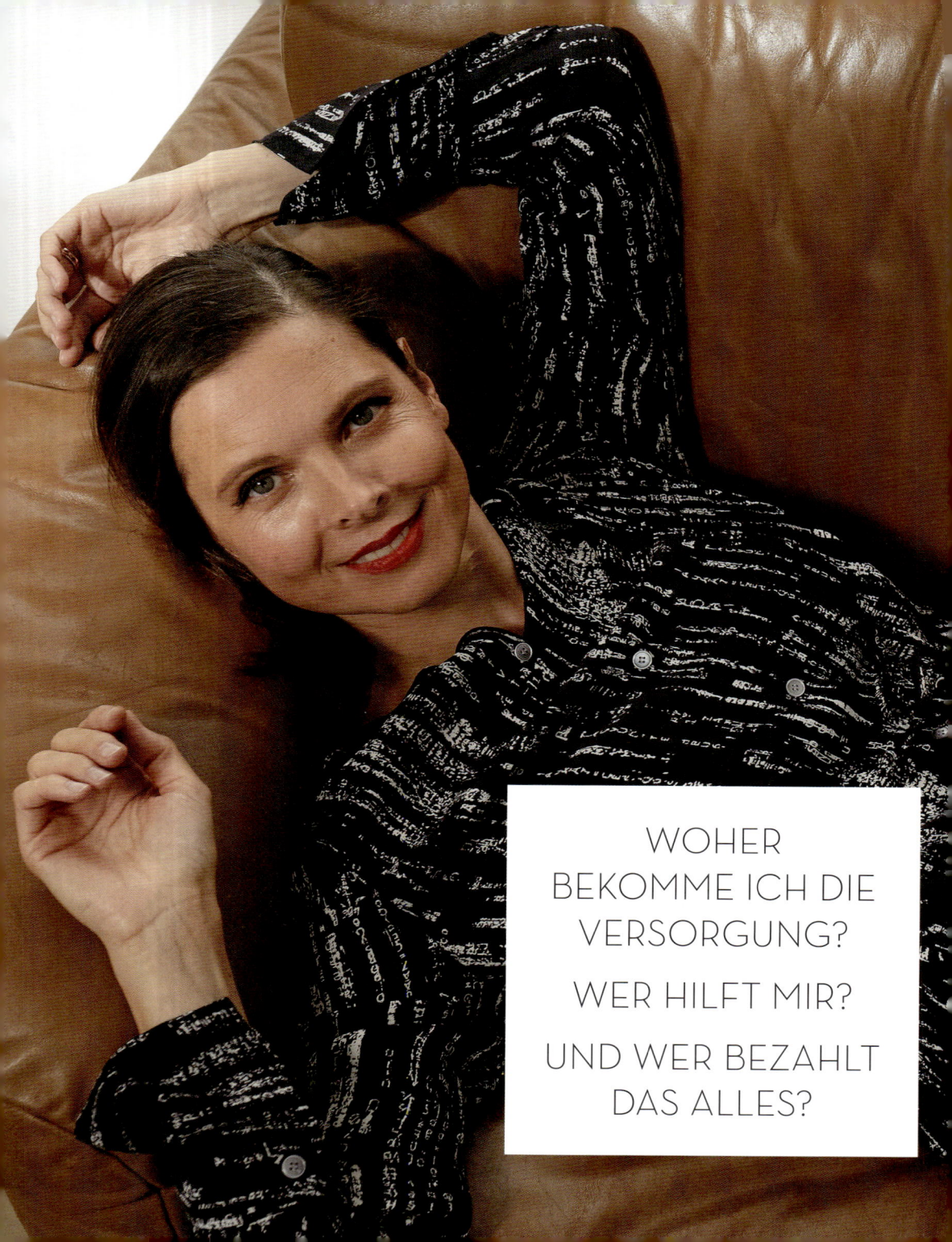

WOHER BEKOMME ICH DIE VERSORGUNG? WER HILFT MIR? UND WER BEZAHLT DAS ALLES?

Ein paar Tage nach meiner Stoma-Anlage im Krankenhaus stand plötzlich eine Tasche mit Schachteln und Utensilien neben meinem Bett: meine erste **Monatsration an Stoma-Versorgungsmaterialien**.

In der Tasche befanden sich außer den Platten und Beuteln eine Stomaschere, ein Stomagürtel, ein Pflasterentferner-Spray, Stomapuder und die Visitenkarte von Schwester Johanna – einer mobilen Stoma-Therapeutin der Firma, die die Tasche geliefert hatte. Eine komplette Erstausstattung! Ich war hin und weg. Tatsächlich hatte ich mich vor der Operation nicht großartig damit beschäftigt, wie das dann laufen würde. Aber so einfach hatte ich es mir nicht vorgestellt.

Mit dem Hinweis, mich wegen der weiteren Versorgung einfach bei Schwester Johanna zu melden, wurde ich dann auch entlassen. Also rief ich sie an. Sie erklärte mir, dass ich für die weitere Versorgung einen **Verordnungsschein** von meiner Ärztin oder meinem Arzt brauchen würde. Und dass diese dann automatisch von der gesetzlichen Krankenkasse bezahlt werde.

Nachdem ich noch unsicher in der Handhabung der Versorgung war, beschlossen wir gemeinsam, für den nächsten Monat noch einmal die gleichen Platten und Beutel zu ordern. Schwester Johanna schickte mir ein Mail mit der genauen Angaben, die auf der Verordnung stehen sollten. Nachdem sich Österreich zu dieser Zeit wegen der Corona-Pandemie im ersten großen Lockdown befand, konnte ich alles per Mail und Telefon erledigen. Ich schickte meiner Hausärztin ein Mail mit den Angaben, sie faxte den Verordnungsschein an die Firma, bei der Schwester Johanna angestellt war, und zwei Tage später bekam ich das neue Versorgungspaket an die Haustüre geliefert.

Ich hatte nie echte Schwierigkeiten mit der Einheilung des Stomas, der Gesundheit der peristomalen Haut oder den Klebeeigenschaften meiner Versorgung – alles klappte ganz gut. Zum Glück! Denn der Lockdown hätte es Schwester Johanna erschwert, zu mir zu kommen. Normalerweise tun das nämlich diese **mobilen Stoma-Therapeut:innen**. Sie kommen zu dir, helfen und beraten – nicht nur in der Startphase, sondern immer, wenn Bedarf besteht. Schwester Johanna und ich sahen einander wegen der Social-Distancing-Vorschriften erst nach etwa zwei Monaten. Bis dahin haben wir aber regelmäßig telefoniert, und ich habe ihr auch öfter Bilder von meinem Stoma geschickt, wenn ich mir nicht sicher war, ob das auch alles »normal« aussieht.

Von meiner Stoma-Therapeutin habe ich auch erfahren, welche und wie viele Produkte hier in Österreich von den **gesetzlichen Krankenkassen** übernommen werden und was nicht bezahlt wird. Denn die Kasse übernimmt nur das, was **medizinisch begründbar »notwendig«** ist. Was und wie viel das genau ist, ist von Land zu Land verschieden. In Österreich gibt es aktuell eine sogenannte limitierte Normmengen-Versorgung, in Deutschland teilweise Zuzahlungen von den Versicherten und in der Schweiz wird bis zu einem bestimmten Pauschalbetrag vergütet (Stand: Juni 2021).

In jedem Fall sollte aber sichergestellt sein, dass man alles, was man braucht, auch über die Krankenkasse finanziert bekommt. Ich bekomme zum Beispiel standardmäßig 30 einteilige Ausstreifbeutel (oder 90 geschlossene Beutel). Als ich noch das zweiteilige System nutzte, habe ich 15 Basisplatten plus 30 Ausstreifbeutel (oder 90 geschlossene Beutel) erhalten. Den Pflasterentferner-Spray und die Vliestücher, die ich ebenfalls ständig benutze, bezahle ich selbst, denn es gibt keine medizinisch begründbare Notwendigkeit dafür. Ich finde es nur angenehmer, damit zu arbeiten.

Ich muss allerdings dazusagen, dass mein Stoma auch wirklich sehr unkompliziert ist. Hat man aber beispielsweise Schwierigkeiten mit der Haut rund ums Stoma, sodass man Wundversorgungsmaterial oder mehr Platten oder Einteiler braucht, weil nichts hält, kann man versuchen, diesen **Mehrbedarf** ebenfalls bezahlt zu bekommen. Denn schließlich ist es dann medizinisch begründbar notwendig.

Wenn du solche Schwierigkeiten hast, lass dich unbedingt so schnell wie möglich beraten, denn in den meisten Fällen **hilft ein Wechsel der Versorgung** auf ein für dich besser geeignetes Modell. Und lass dir dann von deiner Stoma-Therapeutin oder deinem Stoma-Therapeuten auch gleich sagen, wie du deinen Mehraufwand an Versorgungsmaterial am besten von der Kasse ersetzt bekommst.

> *Schnelle und unbürokratische Hilfe bieten auch die ehrenamtlichen Mitarbeiter:innen der ILCO – des Stoma-Selbsthilfe-Verbands! Der Name ILCO setzt sich aus den Anfangsbuchstaben der medizinischen Bezeichnungen des Dünndarms (Ileum) und des Dickdarms (Colon) zusammen, und viele Stoma-Selbsthilfevereinigungen in Europa nutzen diese Bezeichnung. Sowohl in Deutschland als auch in Österreich und der Schweiz gibt es die ILCO, unter deren Dach sich zahlreiche regionale Selbsthilfegruppen befinden, die von selbst betroffenen Stomaträger:innen betrieben werden. Dort bekommt man nicht nur in Versorgungsfragen Auskunft, Rat und Hilfestellung, sondern es gibt auch oft Treffen zum persönlichen Austausch.*

Die nächste Gruppe mit ihrem individuellen Angebot findest du unter **www.ilco.at** (Österreich), **www.ilco.de** (Deutschland), **www.ilco.ch** (Schweiz).

Auf den **Websites der ILCOs** findest du auch noch viele hilfreiche Informationen rund um das Thema künstlicher Darmausgang und künstliche Harnableitung. Die deutsche ILCO kümmert sich auch um Unterstützung bei Darmkrebs.

Auch mir hat die ILCO hier in Österreich bereits weitergeholfen. Denn erst als ich mich zu Recherchezwecken für dieses Buch mit Herta, einer unglaublich netten, erfahrenen und ehrenamtlich engagierten Stomaträgerin in Wien getroffen habe, habe ich erfahren, dass man sich **selbst aussuchen kann, wo und über wen man seine Stoma-Versorgung bezieht**.

Ich hatte gedacht, dass die Firma, die mir die Erstversorgung ins Krankenhaus geliefert hat, die einzige Möglichkeit ist. Dabei kann man direkt von **jedem Versorgungshersteller** Ware bestellen. Außerdem führen viele **Bandagisten und Sanitätshäuser** alles, was wir als Stomaträger:innen brauchen. Es gibt sogar Firmen, die auf Stomaversorgung spezialisiert sind und sogenannte »mobile Kontinenz- und Stomaberater innen« – wie Schwester Johanna – beschäftigen.

Nachdem ich das jetzt weiß – und Schwester Johanna noch dazu ihren Arbeitgeber verlassen hat –, bestelle ich meine Versorgung nun auch tatsächlich bei einem anderen Anbieter. Katrin, meine neue Stoma-Therapeutin, bringt mir bei ihren Besuchen immer wieder interessante, kostenlose Produktmuster zum Ausprobieren und informiert mich, wann meine nichterstattungsfähigen Pflegeprodukte in Aktion sind.

Katrin ist ein Schatz und würde alles dafür tun, dass ich mich mit meinem Stoma wohlfühle. Wobei das bei mir nicht so schwierig ist, denn mein Stoma ist sehr unkompliziert. Falls du in der Versorgung Probleme hast, möchte ich dich aber unbedingt dazu ermutigen, dich **gut beraten zu lassen**. Du kannst und sollst die unterschiedlichsten Versorgungssysteme von mehreren Herstellern testen, denn jedes Stoma ist anders und jede Haut hat andere Ansprüche. Oft reicht eine etwas anders geformte Platte mit einem anderen Kleber, und alle Probleme sind vergessen! Frag einfach deine:n Stoma-Therapeut:in!

In meiner Recherche habe ich von vereinzelten Betroffenen leider gehört, dass man es mit der Betreuung auch weniger optimal treffen kann als ich. Menschen sind verschieden gut in ihrem Job und auch unterschiedlich stark engagiert. Falls du da also Probleme hast – oder du deinen Versorger wechseln möchtest und Unterstützung brauchst –, **wende dich an die ILCO!** Dort bekommst du ganz bestimmt kompetente Hilfe. Die Vereinigungen bringen auch schöne Magazine heraus, die unter anderem ganz viel Werbung von Versorgern enthalten – so findet man am besten heraus, welche Angebote es überhaupt gibt.

Außerdem gibt es in den meisten Krankenhäusern, in denen viele Stomata gelegt werden, eine implementierte, **stationäre Kontinenz- und Stomaberatung** mit speziellen **Sprechstunden** für Stomaträger:innen. Auch an die kannst du dich immer wenden, wenn du allein nicht weiterkommst. Ruf aber vorher unbedingt an, erkundige dich nach den Sprechstunden-Zeiten und vereinbare gegebenenfalls einen Termin!

Eine schöne Plattform, um sich auszutauschen, schnell und unkompliziert Ratschläge oder auch einfach mal nur ein offenes Ohr zu bekommen, ist außerdem die private Facebook-Gruppe des BeuteltierNetzwerk e.V.: **www.facebook.com/ groups/www.Beuteltier**. Ihr findet auch mich in dieser Gruppe!

Außerdem bin ich auf Instagram aktiv und teile dort immer wieder kleine Tipps und Tricks bezüglich Leben mit künstlichem Darmausgang. Folge mir doch: **www.instagram.com/rita_hofmeister**

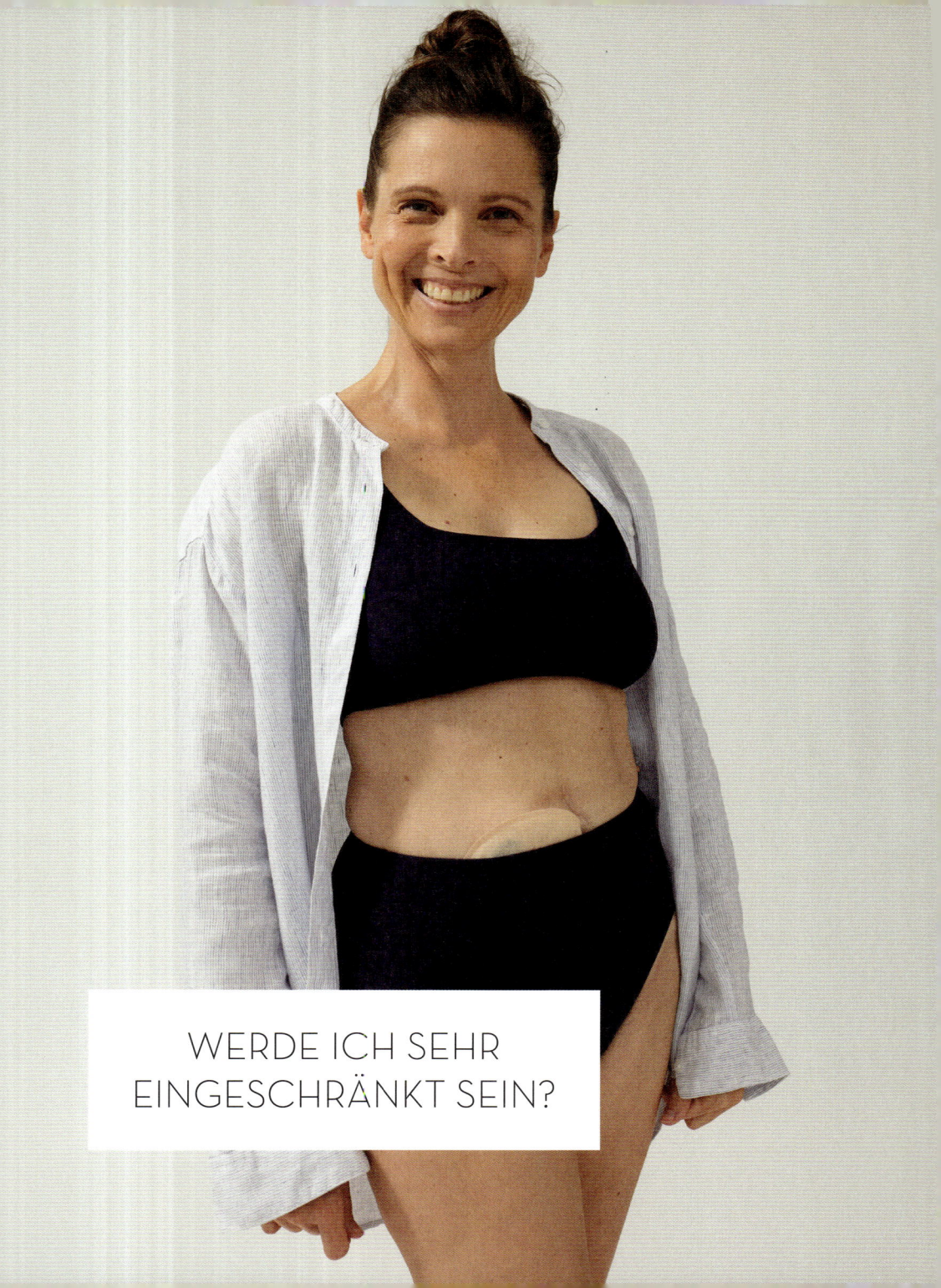

WERDE ICH SEHR
EINGESCHRÄNKT SEIN?

Eigentlich würde ich die Frage, ob du mit Stoma sehr eingeschränkt sein wirst, gern mit einem klaren »Nein!« beantworten. Denn das ist meine persönliche Erfahrung. Aber ganz so einfach ist es nicht. Wie sehr dein Leben mit Stoma anders verlaufen wird als vorher, hängt nämlich stark davon ab, was bei dir persönlich der Grund für den künstlichen Darmausgang ist.

Viele Betroffene – darunter auch ich – machen eine ganz wertvolle Erfahrung: **Es geht ihnen mit künstlichem Darmausgang viel besser als davor.** Wenn du meine Geschichte im ersten Teil des Buchs schon gelesen hast, weißt du, dass mich über viele, viele Monate hinweg permanente starke Schmerzen, Durchfall und Stuhlinkontinenz geplagt haben.

Ich verließ kaum noch die Wohnung, hatte ständig Angst, im falschen Moment eine Toilette zu brauchen, aß nur mehr ganz reduziert und stand jede Nacht zehnmal auf, um aufs Klo zu gehen.

Zusätzlich zu den körperlichen Beschwerden war ich ständig traurig und fühlte mich einsam, obwohl ich das gar nicht wirklich war. Ich nahm aber tatsächlich einfach fast gar nicht mehr am Leben teil.

Seit ich mein Stoma habe, ist das anders. Ich habe keine Schmerzen mehr, kann wieder essen und trinken, was ich will, gehe raus, treffe Freunde, verreise und mache alles, wozu ich Lust habe. Mein Stoma schränkt mich dabei überhaupt nicht ein.

Ganz anders kann das aber natürlich sein, wenn du unverhofft zu deinem Stoma gekommen bist – vielleicht durch eine Verletzung bei einem Unfall, als vorübergehende Maßnahme nach einer Darmoperation oder schlicht als akute Notfallmaßnahme. Bestimmt fühlst du dich dann durch deinen künstlichen Darmausgang – zumindest anfangs – viel eingeschränkter als ich. Und auch für mich gibt es natürlich ein paar Dinge, die mit Stoma anders sind als ohne. Auf die man sich einstellen, die man erlernen, mit denen man auch seinen eigenen Umgang finden muss.

> *Das aus meiner Sicht Wichtigste, um ein gutes und erfülltes Leben mit Stoma zu führen, ist, sich so schnell wie möglich selbst um die Versorgung zu kümmern. Und sich Hilfe zu holen, wenn etwas nicht klappt, wenn man etwas verändern oder etwas Neues ausprobieren will. Denn:* **Die optimale Versorgung, eine gesunde peristomale Haut und ein routinierter Umgang mit dem neuen Körperteil sind das A und O für ein gutes Leben mit künstlichem Darmausgang.**

Aber abgesehen davon kann ich mich noch sehr gut daran erinnern, welche ganz praktischen Fragen ich mir gestellt habe, als ich mich das erste Mal ernsthaft mit der Möglichkeit eines künstlichen Darmausgangs auseinandergesetzt habe. Fragen, die du dir vielleicht gerade jetzt auch stellst, weil du weißt, dass du ein Stoma bekommen wirst oder vor kurzem eines angelegt bekommen hast. Deswegen will ich dir diese Fragen heute beantworten:

MUSS ICH EINE BESTIMMTE DIÄT EINHALTEN?

Nach Darmoperationen ist in den ersten Tagen nach dem Eingriff oft **erst einmal Schonkost** angesagt. Diese Phase der Schonung ist unterschiedlich lang, je nach der Art des Stomas und wie schnell es bei dir gut fördert. Was du essen darfst, solltest du jedenfalls mit deinen Ärzt:innen besprechen, bevor du aus dem Krankenhaus entlassen wirst. Aber wenn du wieder grünes Licht hast, gilt in der Regel: **(Fast) alles ist erlaubt!**

Meine eigene Erfahrung war die, dass ich sehr schnell wieder alles gegessen habe und das Stoma sogar eine Erleichterung in Sachen Ernährung war. Vor meinem künstlichen Darmausgang musste ich auf vieles verzichten, weil mein Darm durch die ständige Entzündung mit vielen Nahrungsmitteln einfach nicht klargekommen ist und mit Blähungen und Durchfall reagiert hat. Schon eine Woche nach der OP habe ich aber begonnen, langsam wieder alles zu essen und zu trinken. Und heute gibt es so gut wie nichts, worauf ich verzichte.

Generell gelten aber natürlich alle Ernährungsempfehlungen, die auch für Nicht-Stomaträger:innen gelten: ausgewogen, nährstoffreich und abwechslungsreich sollte dein Speiseplan sein. Und vielleicht kannst du deine neue Situation sogar dazu nutzen, auf eine für dich gesündere Ernährung umzusteigen. Ich persönlich schwöre zum Beispiel auf die Empfehlungen aus dem Ayurveda.

Es gibt aber drei Dinge, auf die du (vor allem, wenn du ein Ileostoma hast!) wirklich achten solltest:

GUT KAUEN!

Je kürzer dein verbleibender Darm ist, desto wichtiger ist das. Gutes Kauen erleichtert deinem verbleibenden Verdauungsapparat die Arbeit, sodass du gut versorgt bist und es nicht wegen zu wenig zerkleinerter Nahrungsbestandteile zu Stoma-Blockaden kommt. Vor allem bei langfaserigen Lebensmitteln wie etwa Spargel, bei groben Ballaststoffen wie Kernen oder schwer verdaulichen Nahrungsbestandteilen wie der Haut von Trauben solltest du besonders darauf achten, gut zu kauen.

Mit Ileostoma solltest du jedenfalls auf Spargelköpfe, Ananas, Mais, Popcorn, Nüsse und Pilze verzichten, Karotten nur gedünstet oder gebraten essen und Orangen, Mandarinen und andere Zitrusfrüchte nur filetiert – also ohne Haut – genießen. Oder zumindest nur in ganz kleinen Mengen testen, wie dein Stoma damit zurechtkommt. Und wenn zu saure Nahrungsmittel die Haut rund um dein Stoma reizen, dann lass auch diese lieber weg!

GENUG TRINKEN!

Der Darm entzieht dem Stuhl Flüssigkeit und ist dadurch ein wichtiges Organ für die Aufrechterhaltung des Wasserhaushaltes im Körper. Wenn du ein Stoma hast, ist dein Darm kürzer als der eines gesunden Menschen, was diese Wasserresorption natürlich beeinträchtigt. Also je kürzer dein verbleibender Darm ist, desto mehr Augenmerk solltest du darauf legen, dass du genug trinkst – etwa zwei Liter Flüssigkeit am Tag ist eine gute Faustregel. Wenn du ein Ileostoma hast, können sogar bis zu drei Liter notwendig sein. Außerdem solltest du dann zum Essen nichts oder nur wenig trinken, da die Flüssigkeit ohnehin gleich wieder im Beutel landet. Lieber vor und nach dem Essen mindestens eine halbe Stunde warten.

Wie viel Flüssigkeit pro Tag tatsächlich genug ist, ist sehr individuell. Da fragst du am besten deine Ärzt:innen oder deine:n Stoma-Therapeut:in. Und du kannst deine Harnmenge beobachten: Diese sollte nicht unter einem Liter pro Tag liegen. Das ist wichtig, damit die Nieren nicht geschädigt werden.

VORSICHT BEI DER MEDIKAMENTENEINNAHME!

Viele Arzneimittel, die in Tabletten- oder Kapselform verabreicht werden, sind so hergestellt, dass die Inhaltsstoffe das saure Milieu im Magen unbeschadet überstehen und die Wirkung sich erst im Darm entfaltet. Nachdem durch dein Stoma dein Darm nun kürzer ist, kann das die Effektivität vieler oral eingenommener Arzneien beeinträchtigen (Achtung: Auch die Antibabypille kann ihre Wirkung verlieren!). Besprich bitte unbedingt deine Einnahme-Gewohnheiten mit deinen Ärzt:innen. Vielleicht muss etwas verändert werden, damit du nach wie vor optimal versorgt bist.

WIRD MEIN STOMABEUTEL STINKEN?

Nein, auf keinen Fall. Natürlich riecht Stuhl unangenehm, auch der, der in einem Stomabeutel aufgefangen wird. Aber der Geruch bleibt definitiv im Beutel, denn dieser ist im aufgeklebten und geschlossenen Zustand wasser- und luftdicht. Also keine Sorge! Man wird nicht riechen, dass du einer künstlichen Darmausgang hast.

Es kann aber sein, dass es beim Entleeren oder Wechseln deiner Beutel intensiver riecht, als du das von einem normalen Toilettengang gewohnt bist. Zum einen liegt das sicherlich daran, dass dein Darm jetzt kürzer ist. Und je weniger verdaut die Nahrung ist, die du ausscheidest, desto mehr kann es riechen. Das kennst du sicher von früher – auch Durchfall stinkt beispielsweise schlimmer als »normaler« Stuhl.

Zum anderen kann der intensivere Geruch auch einfach damit zu tun haben, dass etwa beim Ausstreifen deine Ausscheidungen länger in der Klomuschel verbleiben und so mehr Zeit haben, Geruch an die Umgebungsluft abzugeben. Deswegen empfehle ich: **zwischendurch spülen!** Beziehungsweise beim Versorgungswechsel den **benutzten Beutel zuklappen** und so in den Entsorgungssack legen, dass kein Geruch mehr entweichen kann. Nach dem Spülen oder Wechseln hilft ein angezündetes Streichholz oder ein Raumspray mit ätherischen Ölen gegen die Geruchsbelästigung.

Ich habe auch schon einmal gehört, dass es den Geruch hemmen soll, Süßstoff-Tabletten in den Beutel zu geben. Viele Stoma-Versorger bieten zudem spezielle geruchshemmende Tropfen, Kapseln, Gele oder Tabletten an, die man in den Beutel geben kann. Ausprobiert habe ich davon noch nichts. Denn ich finde es nicht schlimm, wenn es auf der Toilette ein bisschen stinkt. Mein Motto ist: Denk nicht zu viel darüber nach! Niemand – wirklich niemand – riecht beim »großen Geschäft« nach Blumen.

Verdaute pflanzliche Nahrung ergibt viel weniger unangenehm riechenden Stuhl als Fleisch, Fisch oder Eier. Auch das Reinigen des Stomas ist viel einfacher, wenn man keine tierischen Lebensmittel und genügend Ballaststoffe zu sich nimmt. Es klebt und schmiert dann nicht, sondern mit einem Wisch ist alles sauber.

SPÜRT MAN DEN STUHLGANG EIGENTLICH? TUT DAS WEH?

Diese Frage bekomme ich oft gestellt. Denn wenn man nicht weiß, wie sich ein Stoma anfühlt, kann man es sich einfach nicht vorstellen. Aber ich kann hier sofort Entwarnung geben: Wenn dein künstlicher Darmausgang verheilt ist, wirst du mit hundertprozentiger Sicherheit **keine Schmerzen beim Stuhlgang** haben. Es tut überhaupt nicht weh. Viele Stomaträger:innen spüren ihren Stuhlgang gar nicht.

Bei mir ist es so, dass ich tatsächlich so gut wie nichts davon mtbekomme, wenn mein Stuhl sehr weich oder flüssig ist. Manchmal aber spüre ich schon, wenn »es losgeht«. Durch die Peristaltik – also die Bewegung des Darms beim Verdauen – bewegt sich mein Stoma nämlich ganz leicht, wenn es Stuhl fördert. Und da das Stück Darm, das aus der Bauchdecke herausschaut, ja mit dieser verbunden ist, bewegt sich auch die Bauchdecke an dieser Stelle ein bisschen mit. Und das kann man natürlich spüren. Dieses Gefühl möchte ich am ehesten als ganz leichtes Kitzeln beschreiben. Beziehungsweise fühlt es sich in etwa so an, wie man ansonsten spürt, dass sich etwas durch den Darm bewegt – nur mehr an der Bauchoberfläche.

An dieses neue Körpergefühl habe ich mich aber sehr schnell gewöhnt. Ich finde es gar nicht unangenehm und mittlerweile tatsächlich ganz normal.

FURZT MAN MIT EINEM STOMA?

Diese Frage trauen sich viele nicht zu stellen, aber jeder will die Antwort darauf wissen. Und sie ist ganz einfach: Ja, man furzt. Und das auch noch unkontrolliert. Denn genauso wie man das Timing des Stuhlgangs nicht wirklich beeinflussen kann, kann man auch nicht kontrollieren, ob und wann Luft durchs Stoma kommt. Ich persönlich habe die Erfahrung gemacht, dass ich jetzt mit Stoma viel weniger Blähungen habe als früher. Das liegt bei mir aber daran, dass die chronische Entzündung, die meine Verdauung sehr negativ beeinflusst hat, nun abgeheilt ist und nicht mehr stört.

Vieles, das ich früher gar nicht mehr gegessen habe, vertrage ich nun wieder einwandfrei, ohne dass viele Verdauungsgase in meinem Darm entstehen. Ich esse sogar Kohl und Hülsenfrüchte – mit verdauungsfördernden Gewürzen gekocht finde ich sie durchaus bekömmlich. Was bei mir seit dem Stoma aber zu mehr Blähungen führt als früher, ist Kohlensäure. Die vermeide ich seither oder nehme die Folgen einfach bewusst in Kauf.

Diese Folgen sind nämlich nicht weiter schlimm. Denn alle Stomabeutel haben einen **eingebauten Filter**. Dieser lässt die Luft aus dem Beutel entweichen, der unangenehme Geruch bleibt aber drin. Ich kann dir nur sagen: herrlich! Vor meinem Stoma hätte ich mich bei Blähungen oft gern vor mir selbst in Sicherheit gebracht. Aber jetzt ist das überhaupt kein Thema mehr.

Die Filter im Stomabeutel sind allerdings nicht ewig funktionstüchtig. Es kann vorkommen, dass nach einiger Zeit der Geruch nicht mehr ordentlich gefiltert wird. Bei Bedarf kannst du den Filter mit eigens dafür vorgesehenen Klebern abdichten. Diese werden oft von den Versorgern direkt mitgeliefert, du kannst aber auch einfach luftundurchlässiges Klebeband verwenden. Dann kann keine Luft – und somit auch kein Geruch – mehr entweichen. Außerdem kann es passieren, dass die Filter nach einer gewissen Zeit von innen **verstopfen oder verschmieren**. Auch dann kann keine Luft mehr durch den Filter strömen. Hin und wieder passiert es also, dass von meinem Bauch ein Beutel-Ballon absteht, bei dessen Anblick ich mich unweigerlich frage, ob die geräusch- und geruchsintensive Explosion stattfinden wird, bevor oder nachdem ich vom Boden abgehoben habe.

Ok, Spaß beiseite! Ein sich aufblähender Beutel ist nicht weiter schlimm. Man muss nur dafür sorgen, dass man die Luft irgendwie loswird. Als ich noch geschlossene Beutel verwendet habe, habe ich als Vorsichtsmaßnahme tatsächlich manchmal mit einer Nadel ein kleines Loch in den Beutel gemacht, die Luft entweichen lassen (in diesem Fall natürlich inklusive Geruch!) und das Loch dann mit Klebeband wieder abgeklebt. Bei den Ausstreifbeuteln ist aber das Aufblähen des Beutels durch Winde kein Problem mehr. Ich gehe auf die Toilette (oder im Sommer in den Garten), mache die Öffnung auf, lasse die Luft raus und schließe den Beutel wieder.

Was allerdings (mit genauso wie ohne Stoma) eher unangenehm ist, ist das Geräusch, das manche Fürze machen. Und mit Stoma kann man das einfach gar nicht mehr kontrollieren. Da kann es schon zu Situationen kommen, in denen man entweder so tun muss, als wäre man's nicht gewesen, oder einfach dazu steht. Wenn es mir in einem ruhigen Raum passiert, dass mein Bauch furzt, lache ich immer und erkläre den Menschen in meiner unmittelbaren Umgebung, dass ich ein Stoma habe und es nicht kontrollieren kann. Mir ist noch nie passiert, dass jemand dafür kein Verständnis hatte.

Kinder finden das zum Beispiel besonders lustig – und mit denen lache ich einfach immer mit! Außerdem habe ich die Erfahrung gemacht, dass Kinder total neugierig sind, wenn man ihnen die Sache mit dem Stoma erklärt. Sie wollen alles ganz genau wissen, stellen viele Fragen, gehen dann aber vollkommen selbstverständlich damit um. Also keine Angst! Steh einfach zu deinem neuen Körperteil, dann wird der Umgang damit auch in eher intimen Situationen ganz selbstverständlich werden!

IST ES SEHR LÄSTIG, MEHRERE MALE AM TAG STUHL ZU HABEN?

Über diese Frage habe ich lange nachgedacht. Und ganz ehrlich: Ja, ein bisschen mühsamer, als die Toilette fürs »große Geschäft« einmal am Morgen aufzusuchen, finde ich persönlich es schon. Ein bisschen lästig sind aber nicht die Toilettengänge zum Entleeren des Beutels (ich gehe ja auch mehrere Male am Tag zum Pinkeln aufs Klo), sondern eher die Momente, wenn das Stoma gerade Stuhl fördert oder wenn der Beutel voll ist.

Ich glaube aber, dass das ein sehr individuelles und persönliches Gefühl ist. Ich mag es nicht so gern, wenn mein Stuhl im Beutel durch Berührung oder etwas engere Kleidung breitgequetscht wird und sich rund ums Stoma schmiert. Am liebsten ist mir, wenn er einfach nach unten gleitet und unten im Beutel liegenbleibt. Deswegen kommt es schon mal vor, dass ich mich während eines Fernsehabends plötzlich aufsetze, nicht möchte, dass man mir dann auf den Bauch greift oder dass ich (natürlich nur im privaten Umfeld) meine Hose öffne oder nach unten klappe, damit einem »ungestörten« Stuhlgang nichts im Weg steht.

Das kommt daher, dass ich immer ein bisschen die Befürchtung habe, dass Stuhl zwischen Stoma und Platte kommt und der Beutel dadurch undicht wird. Diese Angst ist aber völlig unbegründet, und ich arbeite auch daran, mich in diesen Situationen noch mehr zu entspannen. Denn wenn ich etwa in einem Restaurant bin, reiße ich mir auch nicht die Klamotten vom Leib, wenn Stuhl kommt, sondern bleibe ruhig sitzen und lasse es geschehen. Es ist noch nie etwas Unangenehmes passiert – deswegen versuche ich, generell relaxter damit umzugehen.

Ansonsten ist das Einzige, was ich manchmal lästig finde, dass man einen gefüllten Beutel unter der Kleidung natürlich sehen kann. Es ist mir zwar egal, ob jemand weiß oder merkt, dass ich ein Stoma habe, aber mit einer eigenartigen Beule am Bauch herumzulaufen, ist dann doch nichts, was ich gern stundenlang mache. Wenn sich mein Beutel gefüllt hat, leere ich ihn einfach aus.

Stuhlgang zu haben, ist viel entspannter geworden, seit ich mein Stoma habe. Davor bin ich tagsüber oft alle zehn Minuten auf die Toilette gerannt und musste in der Nacht bis zu zwanzig Mal aufstehen, um aufs Klo zu gehen. Das war nicht nur erschöpfend, sondern hat mich auch sozial total eingeschränkt. Zeitweise habe ich kaum mehr die Wohnung verlassen, aus Angst, draußen nicht rechtzeitig ein stilles Örtchen zu finden. Jetzt ist mein Alltag wesentlich entspannter.

Manche Stomaträger:innen können die Zeit zwischen den Stuhlgängen auch verlängern, indem sie irrigieren. Bei der sogenannten **Irrigation** *macht man sich selbst eine Art Einlauf über das Stoma, sodass der Darm komplett geleert ist und im Idealfall 24 bis 48 Stunden nicht fördert. Dann braucht man auch keinen Beutel aufzukleben, sondern es reicht eine Stomakappe – ein kleiner »Verschluss«, der wie ein Pflaster aussieht.*

Allerdings kommt die Irrigation **nur für Menschen mit Colostoma** *in Frage. Denn nur wenn man noch eine gute Strecke Dickdarm im Bauch hat und diesen durch den Einlauf komplett entleert, hat man tatsächlich auch für längere Zeit Ruhe.*

Mein eigenes Stoma ist – wie weiter vorne im Buch schon erwähnt – im ersten Dickdarm-Abschnitt angelegt. Bei mir selbst bringt irrigieren also nichts, denn das, was ich esse, kommt nach spätestens vier bis acht Stunden wieder zum Vorschein. Deswegen nehme ich mir die Zeit für eine Irrigation erst gar nicht. Falls dich dieses Thema interessiert, frag doch deine Ärztin oder deinen Arzt beziehungsweise deine:n Stoma-Therapeut:in, ob das bei dir möglich ist, und lass es dir zeigen!

WIE IST DAS DANN EIGENTLICH MIT DEM DUSCHEN?

Tatsächlich ist Duschen für mich genauso wie ohne Stoma – abgesehen davon, dass auf meinem Bauch ein Beutel klebt. Der hält auch unter dem fließenden Wasser bombenfest und ist, wie erwähnt, **wasserdicht**. Nach dem Duschen trockne ich den Beutel entweder gut ab oder ich wechsle die Versorgung. Da ich am liebsten morgens dusche, wechsle ich meistens gleich danach auch meine Versorgung. So bin ich dann rundum frisch.

Solltest du deine Versorgung nach dem Duschen nicht wechseln wollen, kann es sinnvoll sein, deinen Filter vor dem Kontakt mit Wasser abzukleben – mit den schon erwähnten kleinen Klebern oder einfach mit wasserabweisendem Klebeband. So schützt du deinen Filter vor der Nässe und er bleibt eventuell länger funktionstüchtig. Das ist aber nicht bei allen Beuteln notwendig. Probiere es einfach aus!

Ich kenne aber auch Stomaträger:innen, die ohne Versorgung duschen. Die also Platte und Beutel entfernen, komplett nackt und frei duschen und danach dann die neue Versorgung anbringen. Ich habe das noch nie ausprobiert, weil mein Stoma gern aktiv wird, nachdem ich den Beutel entfernt und alles gereinigt habe. Und auf Stuhlgang unter der Dusche habe ich keine große Lust. Aber für andere klappt das hervorragend. Ich denke, das musst du einfach ausprobieren und den für dich selbst besten Weg finden. Falls du ohne Versorgung duschst, ist allerdings eines ganz besonders wichtig: Verwende **kein rückfettendes Duschgel**, denn dann hält die danach angebrachte Versorgung nicht gut auf der Haut!

KANN ICH MICH DANN NOCH IN DIE BADEWANNE LEGEN?

Vor dem Schritt in die Badewanne habe ich lange gezögert. Ich war mir zwar ziemlich sicher, dass das Wasser kein Problem sein wird, aber ich neige dazu, sehr lang in der Wanne zu liegen. Und da schwitze ich dann auch. Für meine Platte bedeutet das also Nässe von außen und von innen ...

Aber was soll ich sagen: Alles gar kein Problem. Ich kann tatsächlich ewig in der Badewanne liegen und nichts passiert. Alles hält und bleibt an seinem Platz. Und sollte einmal doch etwas passieren: auch kein Problem! Dann nehme ich die Versorgung einfach ab und klebe nach dem Bad eine neue drauf. Ganz einfach.

UND SCHWIMMEN? GEHT DAS?

Ja! Das geht definitiv. Denn auch im See, im Meer oder im Pool passiert nichts anderes als unter der Dusche oder in der Badewanne – der Beutel wird nur nass. Wichtig ist einfach, dass du eine Versorgung hast, die gut auf der Haut klebt, dann steht dem Plansch-Vergnügen nichts mehr im Weg. In meinem ersten Stoma-Sommer habe ich sogar einen Kopfsprung vom Steg in den See gewagt. Meine Bikinihose ist bis zu den Knien runtergerutscht, mein Stomabeutel ist unbeeindruckt an Ort und Stelle geblieben. Seither weiß ich, dass ich mich überhaupt nicht eingeschränkt fühlen muss und einem Schwimmbadbesuch oder einem Strandurlaub nichts im Weg steht.

Und, ja: Ich trage nach wie vor Bikini! Modelle mit hochgeschnittenem Höschen sind gerade super-in, sodass ich eine große Auswahl habe. Mein Beutel blitzt dabei zwar oben ein kleines Stück heraus, das ist mir aber egal. Zum Thema Mode und speziell Bademode gibt es übrigens weiter hinten im Buch noch viele Infos (siehe S. 134).

ABER SAUNA IST DANN JA WOHL NICHT MEHR DRIN, ODER?

Ich bin begeisterte Saunagängerin. Allerdings fand meine Stomaanlage zu Beginn der Corona-Pandemie statt, und ein Saunabesuch war wegen der Vorsichtsmaßnahmen lange Zeit nicht möglich. Mittlerweile habe ich es aber ausprobiert, und was soll ich sagen – es funktioniert!

Neben der Frage, wie das starke Schwitzen meiner Versorgung bekommen wird (und es bekommt ihr gut, es ist tatsächlich kein Problem), habe ich mir viele Gedanken darüber gemacht, wie fremde Menschen in der Sauna auf mein Stoma reagieren werden. Denn mich in ein Handtuch zu hüllen, damit man meinen Beutel nicht sieht, kommt für mich nicht infrage. Tatsächlich muss ich sagen, dass ich auch da keine schlechten Erfahrungen gemacht habe. Ja, klar, die Leute schauen, so ein Beutel am Bauch ist ja auch nichts Alltägliches.

Aber da ich selbst so im Einklang mit mir und meinem Körper bin und mein Stoma selbstbewusst trage, stören mich die Blicke nicht. Noch bin ich nie in eine solche Situation gekommen, aber ich denke, dass ich allen, die eventuell fragen, gern erklären würde, was »das da denn ist«.

Was mir aber wichtig ist: Ich setze mich nur mit leerem Beutel auf die Saunabank. Und ich verwende dann meistens **andere Beutel** als die für den täglichen Gebrauch. Meine Lieblingsversorgung ist nämlich hautfarben, und durch das zarte, durchscheinende Material, das über den durchsichtigen Plastikbeutel gespannt ist, kann man innenliegende Verschmutzungen erkennen. Das ganz offen den anderen Saunabesucher:innen zu zeigen, ist mir dann doch zu intim. Deswegen verwende ich zum kollektiven Schwitzen gern schwarze Beutel. Auch hier kann ich dir nur raten: einfach ausprobieren und schauen, wie und womit du dich am wohlsten fühlst.

> TIPP
> Je selbstverständlicher du mit deinem Stoma umgehst, desto weniger komische Blicke wirst du ernten.

MUSS ICH MIT MEINEM SPORT AUFHÖREN?

Ganz spontan würde ich sagen: Nein – nicht wegen des Stomas. Allerdings kommt es natürlich schon darauf an, welchen Sport du betreibst und ob dein Körper nach der OP schon wieder dazu bereit ist. Ganz wichtig finde ich, zwei Dinge zu beachten:

Erstens: Du musst darauf achten, **dein Stoma beim Sport zu schützen**. Deswegen wird oft von Kontaktsportarten abgeraten. Da ich selbst vor allem Yoga und Krafttraining betreibe, musste ich mir darüber selbs‑ noch nie konkrete Gedanken machen. Aber ich denke, in Absprache mit Arzt/Ärztin und Stoma-Therapeut:in und eventuell einer schützenden Bandage steht kaum einer Sportart etwas im Weg.

Der zweite sehr wichtige Punkt ist, nach der OP ganz streng die **verordnete Ruhezeit einzuhalten** und nicht zu früh mit der Bewegung zu beginnen. Auch wenn du dein Stoma mit einem minimalinvasiven Eingriff bekommen hast und außen keine großen Wunden zu sehen sind, wurde einiges gemacht, und deine Bauchdecke und die Muskulatur in diesem Bereich sind nicht wie vorher. Der beste Start zu mehr Bewegung in dieser Schonzeit ist, einfach immer länger werdende Strecken zu gehen.

Wenn du dann nach ein paar Wochen das ärztliche OK zum Sport wieder hast, solltest du als Erstes ganz gezielte Übungen zur **Stärkung deiner Mitte** machen. Starte mit sanftem Core-Training, damit deine Bauch- und Rumpfmuskulatur so stabil wie möglich ist, bevor du wieder mit deinem gewohnten Sportprogramm loslegst. Denn durch die Narben und das Loch in der Bauchdecke ist dein Körper in diesem Bereich jetzt anfälliger für Brüche (sogenannte Hernien).

Vielleicht kann dir ein:e Physiotherapeut:in Übungen zeigen, mit denen du hier ganz gezielt aufbauen kannst. Für all diejenigen, die ihren Körper gut kennen und sich das auch ohne professionelle individuelle Hilfe zutrauen, habe ich ein paar Übungen zusammengestellt, mit denen ich nach meiner OP begonnen habe, langsam meine Mitte zu kräftigen. Du findest die kleine Video-Anleitung hier: **www.ritahofmeister.com/stoma-training** (Passwort: **STOMA123**).

Vielleicht wurde dir geraten, mit Stoma nie mehr als fünf oder zehn Kilogramm zu heben. Ich finde es sinnvoll, solche Richtlinien mit nach Hause zu nehmen. Denn vollkommen untrainiert ist es tatsächlich gefährlich, mit einem künstlichen Darmausgang schwer zu heben. Narben- und Stomabrüche können entstehen, und es kann auch zu einem Prolaps, also einem Stomavorfall kommen. Ich – und viele andere Stomaträger:innen – haben aber die Erfahrung gemacht, dass sogar Krafttraining mit Stoma möglich ist, wenn vorher die Mitte (also Bauch- und Rückenmuskulatur) gut gekräftigt wurde.

Trag eng sitzende Leggings, die etwas Druck auf den Bauch ausüben, spezielle Hernien-Gürtel oder Bauch-Bandagen aus dem Stoma-Fachhandel! So bekommt die Bauchdecke zusätzliche Stabilität von außen. Auch ich fühle mich damit besonders beim Krafttraining einfach sicherer.

REISEN MIT STOMA – IST DAS EIN PROBLEM?

Ganz sicher nicht! Vorausgesetzt, du bist gut vorbereitet. Sicherheitshalber solltest du immer mehr Versorgungsmaterial und Wechselbeutel auf deine Reise mitnehmen, als du voraussichtlich benötigst. Denn wenn du am Urlaubsort unerwartet mehr davon brauchst, kannst du die Sachen ja nicht einfach im Laden ums Eck kaufen. Wenn du es rechtzeitig anmeldest, darfst du mit Stoma sogar mehr Gepäck mitnehmen. Wie viel mehr und was du beachten musst, erfrage bitte bei deinem Reiseveranstalter!

TIPP

Bei Flugreisen packe ich all meine Stoma-Utensilien immer ins Handge-
päck. Die Gefahr, dass mein aufgegebener Koffer verspätet ankommt
oder gar verlorengeht, ist mir zu groß.

Wenn du deine Platter selbst zuschneidest, mach das vor der Flugreise, denn die Stoma-Schere im Handgepäck könnte zum Problem werden. Und falls du Flüssigkeiten zur Versorgung brauchst, dann achte darauf, dass die mitgeführte Menge nicht die Richtlinien übersteigt. Vor meiner ersten Flugreise habe ich mir auch Pflasterentferner-Tücher gekauft, weil das Mitführen von Sprays im Handgepäck ebenfalls problematisch sein kann.

Sei auch darauf vorbereitet, dass du am Flughafen oder bei Zollkontrollen dein Stoma und die zugehörigen Utensilien eventuell erklären musst. Hilfreich dabei könnte ein **Stoma-Pass** oder ein Reisezertifikat sein. Es handelt sich dabei um ein kleines Dokument, das deine Ärztin oder dein Arzt unterschreiben muss und das dann in mehreren Sprachen bestätigt, dass du ein Stoma hast, es nicht einfach abnehmen kannst und spezielle Versorgungsmaterialien mitführen musst. Dieses Dokument erhältst du bei deinem Versorger oder bei der ILCO – genauso wie ein praktisches kleines Stoma-Wörterbuch, das hilft, die wichtigsten Fachbegriffe in viele verschiedene Sprachen zu übersetzen.

Hast du das alles bedacht und bist auf deine Reise gut vorbereitet, dann steht dem Vergnügen nichts mehr im Weg. Schönen Urlaub!

WAS BEDEUTET EIN STOMA FÜR INTIMITÄT, SEXUALITÄT UND PARTNERSCHAFT?

Während ich hier sitze und diese Zeilen schreibe, ertappe ich mich dabei, dass ich auch jetzt (wie zu Beginn dieses Kapitels) wieder gern schreiben möchte: Nichts – es gibt keinen Unterschied zu vorher. Aber wenn ich ganz ehrlich zu mir selbst bin, ist es natürlich schon ein ganz kleines bisschen anders, intim mit seiner Partnerin oder seinem Partner zu sein, wenn ein Beutel am Bauch klebt, in den jederzeit Stuhl fließen kann.

Es kann außerdem sein, dass die Erkrankung, die zu deinem Stoma geführt hat, oder eine spezielle Therapie, der du dich unterziehst, dein Sexualleben beeinträchtigt. Für diesen Fall kann ich dir nur raten: Verschließ dich nicht, sondern **besprich deine Ängste und Befürchtungen mit deiner Partnerin oder deinem Partner!** Intimität gehört zum Leben und auch zu einer erfüllten Partnerschaft. Versucht, gemeinsam Wege zu finden, eure Sexualität so erfüllend wie möglich zu leben. Es gibt so viel mehr wundervolle Möglichkeiten, sich gegenseitig körperliches Vergnügen zu bereiten, als »regulären« Geschlechtsverkehr. Und scheut nicht davor zurück, euch auch sexualtherapeutische Hilfe zu holen und neue, spannende Wege des gemeinsamen Entdeckens zu beschreiten!

Ist allerdings dein Beutel das Einzige, was zwischen dir und erfülltem Sex steht, habe ich ein paar Tipps für dich:

SETZ DICH NICHT UNTER DRUCK!
In den ersten Wochen oder auch Monaten nach einer Stoma-OP wird dein Hauptaugenmerk auf der Genesung liegen. Du brauchst Zeit, deinen neuen

Alltag in den Griff zu bekommen und dich an deinen veränderten Körper zu gewöhnen. Überstürze nichts, aber kommuniziere deine Gefühle und Bedürfnisse, gerade wenn du noch nicht für intimere Stunden bereit bist!

SEI OFFEN!

Gib dir und deiner Partnerin oder deinem Partner den Raum, ehrlich über eure Ängste und Befürchtungen zu sprechen. Die meisten Probleme in einer Partnerschaft entstehen durch Kommunikationsschwierigkeiten. Doch gerade jetzt, in dieser neuen, ungewohnten Situation, ist es noch wichtiger, ehrlich zu sein und auszusprechen, was du magst, was sich gut anfühlt und was du dir wünschst.

VERSTECK DICH NICHT!

Du hast jetzt ein Stoma, das macht dich aber nicht weniger attraktiv, nicht weniger begehrenswert und nicht weniger sinnlich. Frag deine:n Partner:in, was er/sie wissen und sehen will. Viele stellen sich ein Stoma ganz anders vor, als es wirklich ist, und sind dann überrascht, wie unspektakulär dieser neue Körperteil ist. Intimität beginnt außerdem lange vor dem Verkehr. In den Arm nehmen, küssen, streicheln, zärtlich miteinander zu sein, kann ein erfüllender Weg sein, wieder zueinander zu finden. Geht gemeinsam auf Erkundungstour an euren Körpern, entdeckt euch (neu) und habt Spaß miteinander! Gemeinsam lachen macht zudem vieles einfacher.

VERSUCHT MAL WAS NEUES!

Falls dir beim Sex eine gewohnte Stellung unangenehm ist, probiert einfach andere Stellungen aus! Womöglich bringt das sogar noch zusätzlich Feuer in eure Beziehung.

STEH ZU DEINEM STOMA!

Wenn du Single bist, ist der künstliche Darmausgang vielleicht kein Gesprächsthema für die ersten zehn Minuten einer ersten Verabredung. Aber ich persönlich würde es nicht lange geheim halten und offen ansprechen. Reagiert dein Date anders, als du dir erhofft hast: Bye, bye, Baby! Du brauchst niemanden, der dich wegen deines Stomas nicht will.

AUSLEEREN!

Sex mit vollem Beutel hab ich noch nie versucht. Prinzipiell spricht natürlich nichts dagegen, aber für mich ist allein das Gewicht eines vollen Beutels ein Lust-Killer, und es stört mich in meinen Bewegungen. Mit entleertem Beutel oder frischer Versorgung liebt es sich jedenfalls befreiter.

SEI SEXY!

In meiner Partnerschaft gibt es kein Problem mit meinem unbedeckten Bauch. Manchmal verwende ich Mini-Beutel oder falte meine übliche Versorgung klein und fixiere sie mit hautfreundlichen Klebestreifen an meinem Bauch, damit nichts »herumflattert«. Falls du dich aber wohler fühlst, wenn dein Beutel nicht zu sehen ist, gibt es hübsche Überzieher, Gürtel oder Bandagen aus allen möglichen Materialien, oder für Frauen Slips mit offenem Schritt! Die halten alles schön an Ort und Stelle und sind mitunter besonders sexy.

VORSICHT!

Falls Analsex zu deinen favorisierten Sexualpraktiken gehört und der Grund für dein Stoma ein Problem am Rektum oder am unteren Teil des Darmes ist, sprich bitte unbedingt mit deinem Ärzteteam und hol dir ein ärztliches OK, bevor du wieder sexuell aktiv wirst! Und ganz wichtig ist: Über das Stoma solltest du auf gar keinen Fall Geschlechtsverkehr haben. Das Risiko, es schwer zu verletzen, ist einfach viel zu groß.

Trotz all meiner Tipps und Tricks kann ein Stoma aber tatsächlich eine Belastung für die Partnerschaft sein; es kann sogar passieren, dass sie daran zerbricht. Doch ich bin vollkommen davon überzeugt, dass gesunde Beziehungen nicht an einem künstlichen Darmausgang scheitern. Kommt es tatsächlich zu einer Trennung, bin ich mir sicher, dass das Stoma vielleicht der Auslöser, aber nicht der Grund dafür ist. Denn wenn sich zwei Menschen wirklich lieben, kommen sie mit dieser Herausforderung klar und wachsen daran.

Will dein:e Partner:in dich nicht mehr berühren, ist dein Stoma ihr/ihm unangenehm, möchte sie/er, dass du es geheim hältst, und scheitern alle Versuche, darüber zu reden und einen gemeinsamen Weg des Umgangs damit zu finden, ist es möglicherweise besser, ihr geht getrennte Wege.

> *Du brauchst niemanden an deiner Seite, der dich nicht toll findet. Partner:innen sollten einander hochheben, nicht runterziehen. Partner:innen sollten füreinander stark sein, nicht bei Schwierigkeiten davonlaufen. Echten Partner:innen ist es egal, ob dein Körper anders aussieht als »normal«, ob du Haare am Kopf hast, dir ein Bein fehlt oder du anders aufs Klo gehst als andere Menschen. Du hast jemanden verdient, der dich so liebt, wie du bist.*

SCHWANGER MIT STOMA – GEHT DAS?

Das geht auf jeden Fall! Wenn nicht ein zusätzlich zum künstlichen Darmausgang bestehendes Handicap oder eine Erkrankung die Empfängnis verhindern, spricht nichts gegen eine Schwangerschaft und eine Geburt. Es ist allerdings empfehlenswert, die Familienplanung nicht direkt nach der Stoma-Anlage anzugehen, sondern sich genug Zeit für die Genesung zu lassen. Außerdem rate ich dir, dich **professionell beraten** zu lassen, zum Beispiel von Stoma-Therapeut:innen oder Ärzt:innen, die Erfahrung mit Schwangeren mit Stoma haben.

Auch während einer Schwangerschaft erfahrene Berater:innen an seiner Seite zu haben, ist wichtig. Denn wenn ein Kind im Bauch heranwächst, verändert sich der ganze Körper einer Frau – auch das Stoma. In den letzten Monaten kann es etwa vorübergehend anschwellen und dadurch prominenter werden. **Geh also regelmäßig zu Kontrollen und pass unbedingt deine Versorgung an die Veränderungen an!**

Und Achtung: Wie weiter vorne schon erwähnt, kann die Wirkung oraler Kontrazeptiva – also der Anti-Baby-Pille – sich durch einen künstlichen Darmausgang verändern. Manche Präparate wirken durch Hormonaufnahme über die Darmschleimhaut, und durch den verkürzten Verdauungstrakt kann es sein, dass die **Pille keine sichere Verhütungsmethode mehr** ist. Lass dich diesbezüglich unbedingt gut beraten!

IST EIN STOMA EIGENTLICH EINE »BEHINDERUNG«?

Diese Frage kann man nur mit »ja und nein« beantworten. Denn ganz grundsätzlich kommt es darauf an, ob du dich behindert – also eingeschränkt – fühlst. Ich persönlich empfinde meinen künstlichen Darmausgang überhaupt nicht als Handicap. Ja, ich gehe anders auf die Toilette als die Mehrheit der Menschen, ja, ich brauche im Bad am Morgen etwas länger, ja, ich muss beim Sport etwas mehr achtgeben und, ja, ich bin in der Wahl meiner Kleidung nicht völlig uneingeschränkt. Aber wirklich benachteiligt fühle ich mich durch meinen neuen Körperteil mit Sicherheit nicht.

Trotzdem habe ich einen Grad der Behinderung von 50 % und zähle damit in Österreich zum Kreis der begünstigten Behinderten. Ob das auch bei dir der Fall ist, kann ich dir leider nicht so einfach beantworten. Denn das ist natürlich von Person zu Person und von Land zu Land unterschiedlich. In der Schweiz etwa gilt man mit Stoma nicht automatisch als behindert. Anders ist das in Österreich und Deutschland, denn hier ist bei einem künstlichen Darmausgang eine Einstufung von mindestens 50 % vorgesehen. Bei zusätzlichen Erkrankungen und Einschränkungen kann dieser Behinderungsgrad auch entsprechend höher liegen.

> Die **Feststellung des Behinderungsgrades** erfolgt **nicht automatisch**, man muss dafür einen Antrag stellen – in Österreich beim Sozialministeriumservice, in Deutschland beim zuständigen Versorgungsamt und in der Schweiz bei der Sozialversicherungsanstalt. Lass dich bei dieser Antragstellung am besten von Hausärzt:innen, Stoma-Therapeut:innen oder von der ILCO beraten!

Natürlich bist du nicht dazu verpflichtet, solch einen Antrag zu stellen. Ich habe über ein Jahr mit mir selbst diskutiert, ob ich offiziell als behindert gelten möchte. Denn die Zuschreibungen und Bewertungen, die diesem Wort anhaften, sind ja nicht die positivsten. »Behindert« wird im deutschen Sprachgebrauch leider immer noch nicht selten als Schimpfwort verwendet.

Nachdem ich lange überlegt habe, habe ich mich dann aber doch dafür entschieden, meinen Grad der Behinderung feststellen zu lassen. Es gehen damit nämlich einige **Erleichterungen und Begünstigungen** einher. Diese sind von Land zu Land unterschiedlich, umfassen aber etwa steuerliche Vorteile, eventuell mehr Urlaubstage, Geldleistungen oder Kündigungsschutz. Und das kann schon eine große Hilfe sein. Ein künstlicher Darmausgang ist zwar in der Regel kein Grund, nicht in den ursprünglichen Beruf zurückzukehren. Wenn du allerdings körperlich schwer arbeiten und mitunter den ganzen Tag sehr schwere Dinge heben musst, kann es von Vorteil sein, durch die Feststellung der Behinderung besonders geschützt zu sein beziehungsweise umzuschulen.

Ein weiterer Grund, warum ich den Antrag letztendlich doch abgeschickt habe, ist, weil ich mich dem diskriminierenden Gebrauch des Wortes »Behinderung« nicht unterordnen will. Ich fühle mich dazu verpflichtet, nicht zu schweigen, wenn ich abwertende Äußerungen behinderten Menschen gegenüber mitbekomme. Und seit ich in solchen Situationen meinen Behindertenpass zeigen kann, »beweisen« kann, dass auch ich eine Behinderung habe, gelingt es mir öfter, andere dazu zu bringen, ihr Fehlverhalten einzusehen und in Zukunft vorsichtiger und bedachter in der Wahl ihrer Worte zu sein.

Mit der Anlage eines künstlichen Darmausgangs kommen aber nicht nur spezielle Herausforderungen auf dich zu, Stomaträger:innen haben auch ganz klare **Rechte**. Diese wurden von der International Ostomy Association (IOA) in Form einer Charta herausgegeben und lauten wie folgt (übernommen von **www.ilco.at/charta.html**, hrsg. vom Vorstand der Internationalen Stomavereinigung im Juni 1993, überarbeitete Fassung verabschiedet beim World Council 2007):

Es ist das Recht von Stomaträgern:

~ vor der Operation beraten zu werden, damit gesichert werden kann, dass sie sich der Vorteile der Operation voll bewusst sind und die wesentlichen Fakten über das Leben mit einem Stoma kennen

~ ein gut angelegtes, richtig platziertes Stoma zu erhalten, unter voller und angemessener Berücksichtigung des Wohlergehens des Patienten

~ erfahrene und professionelle medizinische, pflegerische und psychosoziale Unterstützung vor und nach der Operation zu erhalten, sowohl im Krankenhaus als auch in ihrer Stadt oder Gemeinde

~ die Unterstützung und Informationen zu erhalten, welche der Familie, Betreuern sowie Freunden helfen, mehr Verständnis für die Verfassung des Stomaträgers zu entwickeln und für seine Leistung zur Anpassung an die neue Situation, die nötig ist, um ein zufriedenstellendes Leben mit dem Stoma erreichen zu können

~ vollständig und unparteiisch informiert zu werden über alle erforderlichen Stomaversorgungsartikel, die in ihrem Land verfügbar sind

~ freien Zugang zu erhalten zu einer Vielfalt erschwinglicher Stomaversorgungsartikel

~ informiert zu werden über ihre nationale Stomavereinigung und deren Angebote und Hilfestellungen

~ geschützt zu werden gegen alle Formen von Diskriminierung

~ sicher sein zu können, dass persönliche Daten hinsichtlich der Stomaoperation diskret und vertraulich behandelt werden, um die Privatsphäre zu schützen

~ sicher sein zu können, dass solche Informationen von niemandem weder an Personen oder Unternehmen weitergegeben werden, die in der Herstellung, im Verkauf oder der Abgabe von Stomaversorgungsartikeln oder ähnlichen Produkten tätig sind noch an Personen oder Unternehmen, die wegen ihrer Verbindung zum kommerziellen Stomaartikelmarkt direkt oder indirekt von diesen Informationen profitieren können

Diese »Charta der Rechte von Stomaträgern« zeigt den besonderen Bedarf dieser speziellen Gruppe und die sich daraus ergebenden Anforderungen an ihre benötigte Versorgung auf. Stomaträger:innen müssen die Informationen und die Versorgung erhalten, welche sie dazu befähigen, ein selbstbestimmtes und selbständiges Leben zu führen und an allen Entscheidungsprozessen mitzuwirken. Es ist das erklärte Ziel der Internationalen Stomavereinigung IOA, dass diese Charta in allen Ländern der Welt verwirklicht wird.

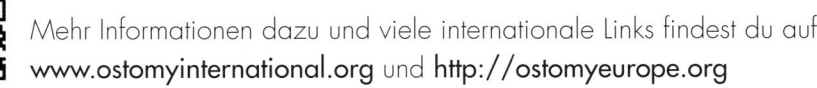

Mehr Informationen dazu und viele internationale Links findest du auf
www.ostomyinternational.org und http://ostomyeurope.org

Zum Ende des Abschnittes über die Wahrheiten und Mythen de⁻ Einschrän-
kungen mit künstlichem Darmausgang komme ich jetzt zu einem meiner
Lieblingsthemen. Schon vor meiner Stoma-OP war eine der brennendsten
Fragen, zu der ich fast am meisten recherchiert habe: Werde ich lauter neue
Klamotten brauchen, wenn ich dann einen künstlichen Darmausgang habe?

Ich denke, dass diese Frage nicht nur mich, sondern auch viele andere
Menschen sehr beschäftigt, die vor der OP stehen oder gerade ein Stoma
bekommen haben. Abgesehen davon habe ich an der Aufbereitung dieses
Themas so viel Spaß gehabt, dass aus dem geplanten Absatz ein ganzes
Buchkapitel geworden ist.

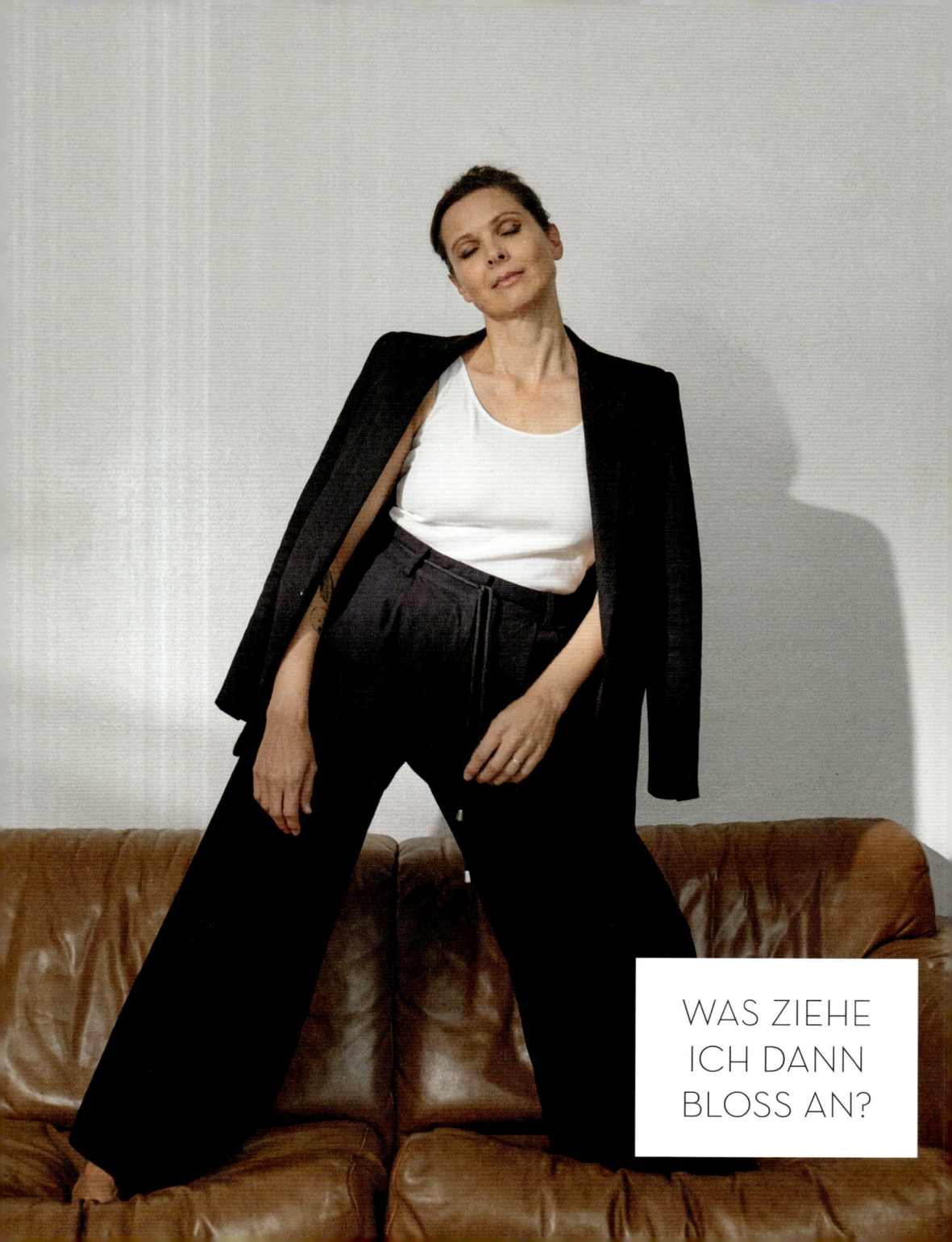

WAS ZIEHE
ICH DANN
BLOSS AN?

Diese Frage war nicht nur eine der brennendsten, sondern – interessanterweise – tatsächlich auch eine der ersten, die ich mir gestellt habe, als die Stoma-OP unausweichlich geworden ist. Darf da etwas am Stoma anliegen? Darf es drücken? Muss alles weit und lose sein? Gehen nur mehr dehnbare Sachen? Man weiß es ja nicht. Und wenn man wie ich schöne Klamotten liebt, ist die Frage, ob man in Zukunft nur noch Jogginghosen und Schlabber-Shirts anziehen kann, schon wesentlich.

Ob sich an deiner Kleiderwahl durch das Stoma tatsächlich etwas ändert, wirst du erst wissen, wenn du dein Stoma hast. Denn nicht nur jeder Mensch ist anders und hat andere Fashion-Vorlieben. Auch jedes Stoma ist anders und fühlt sich anders an. Probier einfach aus, worin du dich wohlfühlst!

Ich habe mittlerweile über ein Jahr mit meinem Stoma verbracht. Ich habe also alle Jahreszeiten einmal erlebt, es im Sommer nur leicht bedeckt und im Winter gut eingepackt. Ich weiß mittlerweile also einiges über meine persönliche »Stoma-Kleiderordnung«.

Um dir gleich vorweg die größten Sorgen zu nehmen: **Du musst dich nicht von all deinen Klamotten trennen. Im Gegenteil.** *Das meiste kannst du mit ziemlicher Sicherheit behalten. Tatsächlich habe ich selbst nur ganz wenige Stücke aussortiert.*

Das Einzige, was meiner Meinung nach wirklich gar nicht oder nur mehr mit Vorbehalt geht, sobald man einen künstlichen Darmausgang hat sind Teile, bei denen der Bund genau auf Höhe des Stomas liegt. Das drückt nicht nur, sondern ich finde es auch gefährlich. Die Darmschleimhaut ist empfindlich, und auch rund ums Stoma, wo der Darm und die Haut aneinandergewachsen sind, sollte nichts reiben, drücken oder ziehen. Das ist auch der Grund, warum das Stoma bei einer geplanten Anlage vor der OP angezeichnet wird. Damit es eben nicht genau dort sitzt, wo man normalerweise den Hosenbund trägt.

Aber abgesehen davon zählt eigentlich nur eines: dein Wohlfühlfaktor! Ich mag es zum Beispiel nicht, wenn mein Stoma »eingezwängt« und plattgedrückt wird. Ich habe das Gefühl, das behindert den Stuhl dabei, in den Beutel zu gleiten. Ich mag es nicht, wenn meine Ausscheidungen plattgequetscht werden und am Stoma klebenbleiben. Ich habe dann immer Angst, dass sich der Stuhl neben dem Stoma unter die Platte schieben und die Versorgung langsam unterlaufen könnte. Ich bin da sicher ein wenig überempfindlich, meine Beutel kleben nämlich bombenfest, wenn ich sie regelmäßig wechsle. Trotzdem höre ich da meistens auf mein Gefühl. Es ist einfach angenehmer, nicht daran denken zu müssen. Jemand mit einem viel prominenteren, längeren Stoma hat diese Bedenken aber wahrscheinlich gar nicht.

Was ich an enganliegenden Teilen ebenfalls nicht mag, ist die Tatsache, dass man einen gefüllten Beutel darunter gut sieht. Ich schäme mich nicht für mein Stoma, aber so eine Beule am Bauch sieht doch blöd aus. Aus meinem Schrank aussortieren musste ich deswegen aber eigentlich nichts. Manche Frauen lieben ja enge, figurbetonte Kleider, ich mochte das schon vor meinem Stoma nicht. Ich ziehe nicht gern mein Bäuchlein ein. Und wenn man in engen Klamotten meinen Bauch gut sieht, habe ich immer das Gefühl, ich muss die Luft anhalten – obwohl ich schlank bin. Deswegen hatte ich es schon immer gern etwas weiter rund um die Mitte.

Aber das sind wie gesagt meine ganz persönlichen Vorlieben. Über die letzten Monate habe ich darüber hinaus aber einiges ausprobiert und präsentiere hier:

MEINE TOP-TIPPS UND -TRICKS FÜR DIE KLEIDERWAHL MIT STOMA

(Da ich eine Frau bin, eher feminin geprägt. Sorry, Jungs! Die Bilder, die du hier im Buch am Anfang jedes Kapitels findest, sind meine persönliche Umsetzung dieser Tipps und Tricks – mit Mode aus meinem eigenen Kleiderschrank.)

LOW-WAIST

Ich mag Hosen mit tiefem Bund. Schon vor meiner Operation hatte ich ein paar davon, die mir nach wie vor sehr gut passen. Egal ob Stoffhose, Jeans, Jogger oder Short – mein Stoma liegt bei Low-Waist-Hosen ein paar Zentimeter über dem Bund, sodass es überhaupt nicht stört.

Ob ich meinen Beutel in die Hose stecke oder heraushängen lasse, kommt bei mir auf die Tagesverfassung an – und auf das Oberteil, das ich dazu kombiniere. Bei T-Shirts packe ich den Beutel gern in die Hose. Ist das Top aber schön weit und lang, sodass es den Beutel verdeckt, dann trage ich ihn auch gern einfach außerhalb der Hose.

TAILLENHOCH

Immer schon habe ich gern Röcke getragen, die den Bund genau in der Taille haben. Diese Silhouette betont die Figur, schmeichelt ihr aber auch. Mein Lieblingsrock ist aus etwas festerem Material, ausladend geschnitten und bunt gemustert. Er hat früher schon meinem Bauch nach einem ausgedehnten Festmahl geschmeichelt. Und jetzt sieht man meinen Stomabeutel darunter überhaupt nicht. Auch wenn dieser prall gefüllt ist.

Seit meiner OP habe ich aber auch höher geschnittene Hosen lieben gelernt. Besonders schön und praktisch finde ich High-waist-Hosen mit Bundfalten oder Mom-Jeans – das Stoma ist nicht beengt und der Schnitt gibt Platz, damit sich der Beutel unter der Hose füllen kann.

Neu gekauft habe ich mir nach der OP eine sogenannte Paperbag-Hose. Sie ist etwas weiter, wird aber in der Taille gebunden, sodass über dem Gürtel viel Stoff absteht. Diese »Papiertüten-Falten« und die Masche des Stoffgürtels kaschieren den vollen Beutel hervorragend.

KLEIDER

Kleider gehören schon lange zu meinen Lieblingsklamotten. Ich hasse es nämlich, morgens vor dem Kasten zu stehen und ewig zu überlegen, welche Teile ich kombinieren soll. Wenn ich mich für ein Kleid entscheide, ziehe ich ein Kleidungsstück an – und bin fertig. Außerdem gibt es Kleider für alle Anlässe und Jahreszeiten. In meinem Schrank hängen mehrere aus feinen, fließenden Stoffen für den Sommer, aber auch welche aus Sweat, Strick und Wolle für die kälteren Monate.

Ich habe elegante Kleider für besondere Anlässe, bin aber auch mit sportlicheren und eher lässigen Modellen ausgestattet. Und ich besitze sie in den unterschiedlichsten Längen und Schnitten. Am liebsten sind mir Kleider, die entweder kastig, gerade und weit geschnitten sind, oder solche, die man mit einem Gürtel oder Band in der Taille zusammenziehen kann. Einfach richtig bequem. Und der Beutel … was für ein Beutel? Niemand sieht ihn!

ONE-PIECES

Ich war schon immer ein Fan von Einteilern, nicht nur bei Kleidern. Die gibt es ja auch mit Hosenbeinen unten dran. Und wer jetzt an Babystrampler denkt, lässt sich hoffentlich eines Besseren belehren. Jumpsuits, Overalls und Latzhosen sind nicht nur superbequem, sondern können auch total stylish sein. Es gibt sie in kurz und lang, ganz weit oder enger, elegant oder sportlich, mit Gürtel oder ohne, mit Taillenbund oder tief geschnitten, um damit gemüt ich auf der Couch zu liegen, aber auch fürs Business-Meeting. Ich war sogar in einem Overall bei der Hochzeit meiner Schwester.

Nach meiner OP war mein erster Kauf eine Latzhose. Eigentlich habe ich bei diesem Teil gar nicht wegen des Stomas zugeschlagen, sondern wegen meines Bauchs. Ich wollte meine lange OP-Narbe nicht einengen, meinem angeschwollenen Bauch Platz geben und trotzdem nicht dauernd in Jogging-hosen rumlaufen. Und tatsächlich gibt es kaum ein Teil, bei dem ich öfter gefragt werde, wo ich es her habe. Latzhosen sind total angesagt! Und das Beste ist: Auch Männer können One-Pieces tragen. In Wien lauen gerade die hippsten Kerle damit herum.

WEITE OBERTEILE

Seit ich mein Stoma habe, schätze ich weite, etwas überschnittene Oberteile, weil sich der Beutel so herrlich darunter verbergen lässt. T-Shirts, leichte Pullis, schwere Strick-Oberteile, Hemden, Blusen – manchmal kaufe ich sie absichtlich ein oder zwei Nummern zu groß.

Damit ich damit aber nicht aussehe, als hätte ich einen Sack angezogen, achte ich besonders auf gutes Material und außergewöhnliche Schnitte. Mit Mustern bin ich hingegen zurückhaltend, ich bin eher der »Uni-Typ«.

Experimentierfreudig bin ich allerdings beim Styling geworden. Ich trage Shirts schräg und lasse eine Schulter herausschauen, stecke Pullis und Hemden nur an einem Punkt in die Hose. Auch Gürtel sind eine gute Möglichkeit, mit weiten Oberteilen zu spielen.

LEGGINGS

Meine Lieblingskombi seit der OP: oben weit und unten schmal. Ich bin Yogalehrerin und habe deshalb berufsbedingt sehr oft Leggings an. Und seit ich ein Stoma habe, schätze ich dieses Kleidungsstück auch im Alltag sehr. Kombiniert man nämlich ein schönes Oberteil dazu, ist man auch für schickere Anlässe gut angezogen. Besonders gern kombiniere ich Baumwoll-Leggings mit luftigen Shirts, Oversize-Pullis, langen Hemden, Westen oder Blazern.

Leggings eignen sich auch besonders gut für meinen ganz persönlichen Layering Look. Für ein sportliches Outfit nehme ich zu Leggings ein enganliegendes Shirt und darüber einen weiten Pulli oder eine Weste. Wenn es etwas eleganter sein soll, greife ich gern zu Leggings mit Shirt und Blazer. Komfort mit Wow-Effekt!

BLAZER UND WESTEN

Blazer, Westen und auch Mäntel sind überhaupt ganz tolle Kleidungsstücke, wenn man einen künstlichen Darmausgang hat. Diese etwas weitere Schicht zum Drüberziehen lenkt nämlich durch Falten und Schatten den Blick gekonnt von einem gefüllten Stomabeutel am Bauch ab.

Außerdem sind Variationen dieses Looks immer en vogue, denn Blazer, Sakkos und Westen gibt es in zahllosen Schnitten, Materialien, Farben und Mustern. Und man kann sie zu allem – Hosen, Röcken, Kleidern und Einteilern – kombinieren. Da findet sicher jede:r etwas, das dem eigenen Stil und der aktuellen

Mode entspricht. Und: Auch für Männer gibt es hier ganz tolle Modelle und Styling-Möglichkeiten.

FRENCH-TUCK »STOMA-STYLE«

Früher habe ich mir Oberteile gern nur vorne in den Hosenbund gesteckt. Man nennt diesen Styling-Kniff »French Tuck«. Er vereint das Beste aus zwei Welten – die Definition der Taille macht eine schöne Silhouette, aber der legere Look eines längeren, loseren Tops wird beibehalten.

Seit ich mein Stoma habe, trage ich den »French Tuck« für mich allerdings etwas abgewandelt. Statt das Shirt vorne in der Mitte einzustecken, mache ich das etwas seitlicher oder sogar wirklich außen an der Hüfte, die dem Stoma gegenüberliegt. So profitiere ich auch jetzt noch von dieser Styling-Idee und kann meinen Stomabeutel wunderbar unter dem losen Stoff verstecken. Das sieht übrigens auch bei Männern sehr schick aus!

MUSTER, RÜSCHEN, RAFFUNGEN, MASCHEN UND FALTEN

Kaum etwas lenkt den Blick besser ab als Muster. Mehrfarbige Prints, grafische Designs oder auch Blumenmuster sind super dazu geeignet, von Wölbungen oder einem hervorblitzenden Beutel abzulenken. Egal ob enge oder weite Kleidung, Unter- oder Oberteile – bei Mustern ist das Auge so mit den unterschiedlichen Formen, Linien und Farben beschäftigt, dass dein Beutel garantiert nicht auffällt.

Persönlich kleide ich mich aber eigentlich lieber einfarbig. Schlichte Designs entsprechen mehr meinem Stil. Du bist auch eher der monochrome Typ? Dann probier doch mal etwas mit Falten, Rüschen oder Raffungen aus! Alles was den Blick ablenkt, ist dazu geeignet, einen vollen Stomabeutel zu kaschieren. Ich liebe es etwa, Stoffgürtel in der Taille zu binden und die beiden Enden lose oder als Masche über der Stelle zu drapieren, an der sich der Beutel unter meinen Klamotten versteckt. So kann er sich füllen, ohne dass man davon viel sieht.

OBEN? ODER UNTEN?

Weiter vorne im Buch habe ich schon erzählt, dass ich es nicht so gern habe, wenn sich enge Klamotten über meinen Bauch spannen. Trotzdem liebe ich Leggings. Denn die kann ich »oben« und »unten« tragen. Wenn mein Stoma nicht aktiv ist – und das ist es die meiste Zeit des Tages –, dann trage ich Leggings ganz normal. Beim Sport ist das sogar sehr angenehm so.

Wenn ich mich aber zum Essen hinsetze oder sonst bemerke, dass das Stoma zu fördern beginnt, dann klappe ich das obere Ende der Leggings nach unten und trage sie low-waist – unterhalb des Stomas. Ich müsste das nicht machen, denn der weiche Stoff würde den Stuhl nicht daran hintern, im Beutel zu landen. Ich fühle mich aber wohler so.

Das funktioniert übrigens auch hervorragend mit Strumpfhosen unter einem Kleid oder Rock. Und auch hochgeschnittene Unterhosen oder Bikini-Höschen lassen sich auf diese Weise nach unten klappen. Ich liebe diesen Trick!

UNTERWÄSCHE

Seit ich mein Stoma habe, kaufe ich nur noch taillenhohe Slips. Vor meiner OP habe ich mir darüber nie Gedanken gemacht. Aber bei meinem ersten Versuch, mit gefülltem Beutel auf der Seite zu liegen, war klar, dass ich High-waist-Unterwäsche brauche. Denn geht der Stoff über den Beutel, wird alles schön fest und an seinem Platz gehalten, und nichts zieht und zerrt unangenehm nach unten oder zur Seite.

Es gibt sogar Stoma-Unterwäsche, bei der in den Slip vorne eine Art Fach eingenäht ist, in das man den Beutel legen kann. Ich habe ein paar davon und mag sie sehr gern. Vor allem wenn man unbeschichtete Beutel benutzt, ist es sehr angenehm, das Plastik nicht direkt auf der Haut zu haben. Man muss aber natürlich seine normalen Unterhosen nicht wegwerfen. Manchmal stört es mich überhaupt nicht, den Beutel einfach über der Hose zu tragen. Und da ziehe ich dann auch meine alten, ganz normalen Slips an Außerdem gibt es spezielle Stoma-Gürtel und Bandagen, die Männer wie Frauen zusätzlich zur Unterhose tragen können, um den Stomabeutel an seinem Platz zu halten.

BADEMODE

Ich bin ein Bikini-Girl – nach wie vor! Aber wie bei der Unterwäsche halte ich es auch bei der Bademode: Ich mag die High-waist-Variante. Hochgeschnittene Bikini-Höschen sind nicht nur total stylish, sondern auch eine schöne Art, mit Stoma Bikini zu tragen. Das kleine Stück Beutel, das bei mir oben aus dem Höschen herausblitzt, stört mich überhaupt nicht. Manchmal ernte ich dadurch fragende Blicke, aber ich habe kein Problem damit. Mein Stoma gehört zu mir und ich kläre interessierte Menschen auch gern auf.

Es gibt aber auch spezielle Stoma-Bademode: Bikinihosen und Badeanzüge mit integriertem Beutelfach, mit Rüschen, Volants und Raffungen zum Verbergen des Beutels. Auch bei der Bademode gilt jedoch: Du musst deine Lieblingshose nicht entsorgen! Es gibt hübsche, bunte Überzüge für den Beutel, mit denen du ihn über der Hose tragen kannst. Und es gibt Stomagürtel aus Neopren, die du unter deinem Bikinihöschen oder der Badehose anlegen kannst, die nicht auffallen und trotzdem alles verstecken, wenn dir das lieber ist.

Eines meiner Lieblings-Bademode-Teile ist übrigens der Pareo geworden. Wenn der Beutel sich füllt oder ich keine Lust mehr habe, ihn innerhalb des Bikini-Höschens zu tragen, drapiere ich einfach dieses lose Stück Stoff, das es in allen Farben und Mustern gibt, um meine Hüften. So ist alles schön kaschiert, bis ich die Möglichkeit habe, den Beutel zu leeren.

SPEZIELL FÜR UNS GEMACHT!
Wie du schon bemerkt hast, muss man mit Stoma keine speziellen Kleidungs-stücke tragen. Alles was du brauchst, findest du in den Läden, in denen du auch bisher eingekauft hast. Du bist so gut wie nicht eingeschränkt.

Aber: Es gibt tatsächlich **Mode-Labels für Stoma-Mode**. Du brauchst nur online danach zu suchen. Dort findet man alles, was das Leben mit Stoma erleichtert:
~ Unterwäsche
~ Bademode
~ speziell hoch geschnittene und dehnbare Damen-Jeans
~ Männer-Jeans, die oberhalb des Bunds noch eine Art zusätzlichen Kummer-bund haben
~ Stoma-Gürtel und -Bandagen
~ Hosen und Gürtel, die vor Hernien und Prolaps (also Stoma-Vorfall) schützen
~ Beutel-Überzüge
~ Accessoires aller Art

I DON'T CARE …
Ich hatte von Anfang an kein Problem mit meinem künstlichen Darmausgang. Im Gegenteil. Sowohl privat als auch auf Social Media habe ich kein Geheimnis daraus gemacht. Trotzdem wollte ich anfangs nicht, dass man meinen Beutel sieht. Ich fand, dass er einfach nicht schön aussieht.

Allerdings bemerke ich, dass es mich immer weniger stört, je länger ich mein Stoma habe. Es macht mir nichts mehr aus, wenn der Beutel unter einem Shirt hervorblitzt, das etwas zu kurz ist, um ihn ganz zu verbergen. Es ist mir mittlerweile egal, wenn sich unter meinen Klamotten seitlich am Bauch eine Beule abzeichnet. Und auch wenn ich persönlich (schon vor meiner Stoma-Anlage) beim Bikini die High-waist-Variante bevorzuge, finde ich es toll, auf Instagram immer mehr Frauen mit einem normalen Bikini-Höschen zu sehen, über dem der Stomabeutel ganz einfach für jeden zu sehen ist.

Ich finde es schön, dass wir selbst darüber bestimmen können, ob und wann man den Beutel sieht. Ich selbst werde immer selbstbewusster im Umgang damit. Du kannst deinen Beutel verstecken und kaschieren. Aber du musst es nicht. An einem Stoma ist nichts ekelhaft, abartig oder unschön. Es gehört nun zu dir, und wie du damit umgehst, ist deine Sache. Nur deine!

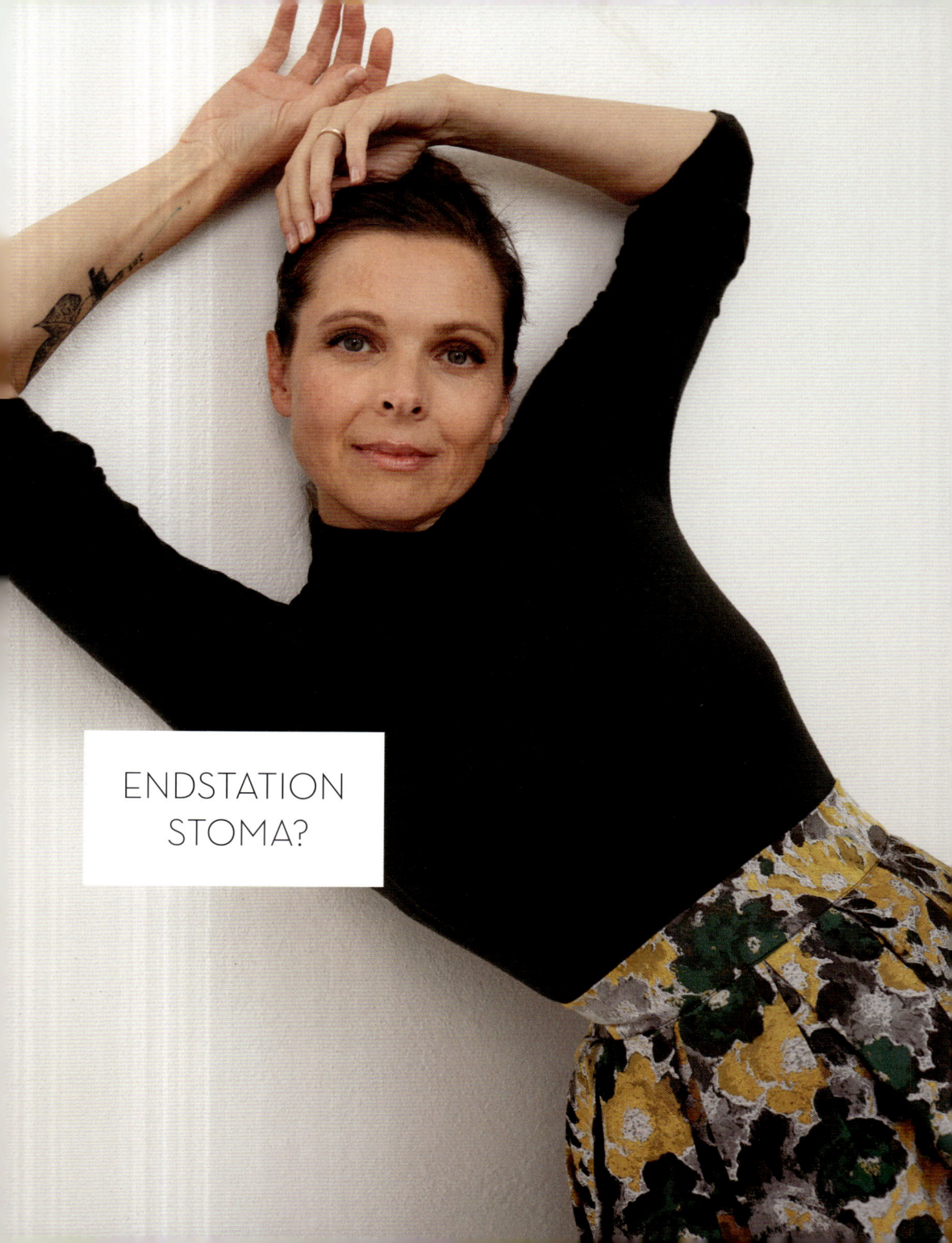

ENDSTATION
STOMA?

Einen künstlichen Darmausgang zu bekommen, ist immer ein körpe-bild- und lebensverändernder Eingriff. Allerdings sind nicht alle Stomata permanent und unumkehrbar. Das Leben mit deinem Stoma kann auch nur von kurzer Dauer sein.

Viele Menschen bekommen ihr Stoma deswegen angelegt, weil weiter unten im Verdauungstrakt eine Wunde oder Naht ist, die man entlasten möchte. Du kannst dir sicherlich vorstellen, dass solch eine heikle Stelle nur sehr schwer bis gar nicht heilen kann, wenn ständig Stuhl an ihr vorbeifließt. Nach Darmteil-Entfernungen oder Verletzungen des Darmes wird deswegen häufig ein vorübergehender künstlicher Ausgang gelegt, sodass die Wunde bzw. Naht Ruhe hat und abheilen kann.

RÜCKVERLEGUNG

Nach ein paar Wochen oder Monaten wird dann das Stoma rückoperiert – die beiden Darmstücke werden also **wieder miteinander verbunden** und der Auslass im Bauch wird geschlossen.

Es kann auch sein, dass man mehrere Jahre bis zu einer Rückverlegung wartet, um geschädigtem Gewebe wirklich genug Zeit zu geben, sich wieder zu regenerieren. Auch bei mir ist es so, dass ich mit meiner behandelnden Ärztin besprochen habe, einmal im Jahr eine große Untersuchung zu machen und dann jeweils zu entscheiden, ob ich das Stoma weiter belasse oder eine Rück-OP wage.

Anfangs konnte ich mir nicht vorstellen, dass es möglich ist, dass sich ein stillgelegtes Stück Darm nach so langer Zeit wieder erholt. Aber meine Ärztin sagt, es geht. Das Organ wird ja nach wie vor durch den Blutkreislauf mit allem versorgt, was es zum Weiterleben braucht. Natürlich dauert es umso länger, bis das »wiedererweckte« Darm-Stück dann seine Funktion wieder voll aufgenommen hat, die Peristaltik wieder gut funktioniert, die Darmflora sich regeneriert hat und alles wieder einwandfrei klappt, je länger man mit dem rückführenden Eingriff zuwartet. Aber warten kann – wie bei mir – eben sinnvoll sein.

Aber auch wenn das Stoma nicht rückverlegt werden kann, weil etwa überhaupt kein Dickdarm mehr vorhanden ist, gibt es für einen Teil der Stomaträger:innen eine Alternative zum künstlichen Darmausgang.

DER ILEOANALE POUCH

»Pouch« ist englisch und bedeutet »Tasche« oder »Beutel«. Bei diesem Verfahren wird aus eigenen Dünndarm-Schlingen ein Reservoir geformt, das in der Nähe des Schließmuskels mit dem Anus verbunden wird. Daher kommt auch der Name (Ileum = Dünndarm, Anus = natürlicher Darmausgang, Pouch = Tasche).

Je nachdem, welches chirurgische Verfahren angewendet wird, spricht man von einem »Kock-Pouch« – nach dem schwedischen Erfinder Dr. Nils Kock – beziehungsweise von »J-Pouch«, »H-Pouch« oder »W-Pouch« – nach der Form dieses künstlich erschaffenen Reservoirs. (In der Urologie gibt es auch noch den sogenannten »MAINZ-Pouch« zur kontinenten Harnableitung.)

Mit dieser Operation erlangen viele einstmalige Stomaträger:innen ihre **natürliche Kontinenz** zurück. Denn der Pouch – das künstlich gebildete Reservoir – ist dafür gedacht, eine gewisse Menge Stuhl aufzunehmen und diesen dann auf natürliche Weise über den Anus zu entleeren. Ob das für dich infrage kommt, musst du mit deinen behandelnden Ärzt:innen besprechen.

Aber egal, ob du auf eine Rückverlegung wartest oder ein Pouch für dich infrage kommt, eines ist meiner und der Meinung meiner Stoma-Therapeutin Katrin nach enorm wichtig: **Schließmuskeltraining!**

Während man ein Stoma hat, braucht man seinen Schließmuskel eigentlich nicht. Entsprechend kann dieser auch »vergessen«, ordentlich zu funktionieren. Und spätestens dann, wenn du wieder auf ihn angewiesen bist, um Stuhl vor dem Toilettengang zurückzuhalten, wirst du froh sein, ihn nicht stiefmütterlich behandelt zu haben.

Schließmuskeltraining ist eine spezielle Form des **Beckenbodentrainings**, das du dir im Detail am besten von Stoma- oder Physiotherapeut:innen zeigen lässt. Anfangen kannst du aber selbst, indem du versuchst, jeweils den After, den Damm oder Scheideneingang beziehungsweise die Harnröhre einzeln bewusst zusammenzuziehen respektive zu schließen. Den Po oder Bauch dabei nicht mit anspannen und nach ein paar Sekunden Halten auch wieder bewusst lockerlassen und entspannen!

Mir ist das Anspannen der Muskeln in dieser Region meines Körpers nach meinen vielen Operationen anfangs total schwergefallen. Am einfachsten war es, mir den jeweiligen Bereich auf der Toilette sitzend vorzustellen oder einfach mit der Hand hinzugreifen und einen Impuls zu geben. Mittlerweile kann ich im Sitzen, Liegen und Stehen ganz einfach jede der Teil-Zonen einzeln ansteuern und trainieren.

> *TIPP*
> *Auch wenn du weißt, dass du dein Stoma für immer behalten wirst, ist Schließmuskel- und Beckenbodentraining sinnvoll – auch für Männer! Ein aktiver Beckenboden **beugt Senkungsbeschwerden wie etwa Blasenentleerungsstörungen vor** und fördert langfristig den kontrollierten Harnabgang (Inkontinenz-Prävention!). Und starke Beckenbodenmuskeln machen sogar lustvolleren Sex möglich, weil sie die Erektions- und Orgasmusfähigkeit fördern. Also, los geht's!*

Es gibt auch noch zusätzliche Trainingsmethoden, die den Schließmuskel darauf vorbereiten, seine Tätigkeit wieder aufzunehmen. Training mittels **Biofeedback oder Elektrostimulation** wird oft bei Personen angewendet, deren Sphinkter (= Schließmuskel) eher schwach ist. Wenn du dazu gehörst, solltest du jedenfalls schon zwei bis drei Monate vor der Rückoperation mit diesem Training beginnen, denn es dauert einige Zeit, den Schließmuskel wieder zu stärken. Lass dich rechtzeitig von deiner Stoma-Therapeutin oder deinem Stoma-Therapeuten beraten und einschulen.

Um sicherzugehen, dass du nach einer Rückverlegung auch wirklich keine Inkontinenzprobleme haben wirst, ist ein sogenannter **Retentionstest** im Krankenhaus ratsam. Bei diesem wird gefärbter Grießbrei ins Rektum eingeführt. Mit einer Einlage in der Unterhose muss man sich dann eine Zeitlang bewegen –

gehen, hüpfen, Treppen steigen …). Ist danach diese Einlage noch sauber, funktioniert der Schließmuskel einwandfrei und einem Stoma-Verschluss steht nichts im Wege.

Alternativ dazu kannst du auch eine **anorektale Manometrie** (oder Sphinkter-Manometrie) durchführen lassen. Bei dieser Untersuchungsmethode wird ein Messkatheter in den Analkanal eingeführt und so die Stärke deines Schließmuskels an verschiedenen Stellen getestet. Sprich rechtzeitig vor einer Rückverlegung mit deiner behandelnden Ärztin beziehungsweise deinem Arzt über die Möglichkeit eines Kontinenz-Tests!

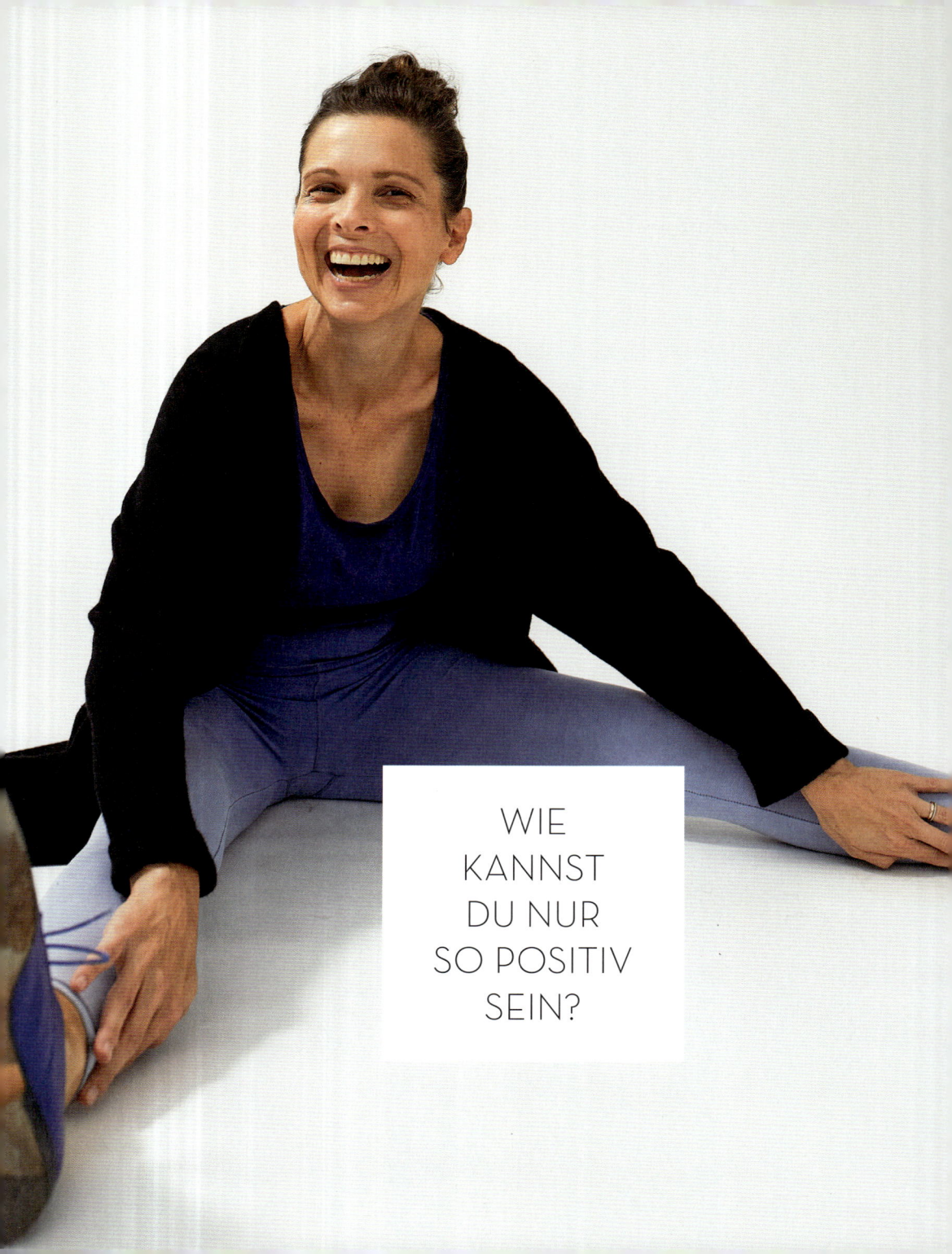

WIE
KANNST
DU NUR
SO POSITIV
SEIN?

Diese Frage höre ich nicht selten. Oft sagen oder schreiben mir Menschen auch, wie sehr sie bewundern, wie offen, lebensbejahend und glücklich ich bin, obwohl ich doch ein so schweres Los mit meinem künstlichen Darmausgang habe. Und bis zu einem gewissen Grad kann ich das auch verstehen.

In Teil 1 dieses Buches habe ich nicht zuletzt deshalb meine Geschichte erzählt, weil auch ich vor meiner Stoma-OP riesige Ängste hatte. Der positive Umgang mit meinem künstlichen Darmausgang ist mir nicht einfach »passiert«, sondern ich habe ihn mir erarbeitet. Und ich denke, wenn ich das kann, dann kann das jede:r – dann kannst das auch du.

Wenn ich so zurückdenke, gab es ein paar bewusst gesetzte Schritte, die dazu geführt haben, dass ich heute ganz selbstverständlich und positiv mit meinem Stoma umgehe und gut mit meinem Beutel am Bauch lebe. Das sind meine Tipps für dich:

BEREITE DICH (WENN MÖGLICH) GUT AUF DIE OP VOR!

Nicht jede:r hat die Chance, sich auf eine Stoma-Anlage vorzubereiten. Manche Menschen kommen durch einen Unfall oder per Notoperation zu ihrem künstlichen Darmausgang. Mir ist bewusst, dass du, wenn du dein Stoma seit Kurzem hast und dich nicht selbst, bewusst und nach reiflicher Überlegung dafür entschieden hast, jetzt vielleicht mit den Augen rollst und denkst: »Na, die hat gut reden!« – und du hast natürlich recht.

Aber all jenen, die wissen, dass demnächst – oder irgendwann in der Zukunft – ein Stoma auf sie zukommen könnte, kann ich nur wirklich dringend raten: **Informiert euch, so intensiv ihr könnt! Je mehr man über eine Sache weiß, desto weniger Angst hat man davor. Versprochen!**

In den Wochen vor meiner Stoma-OP habe ich ganz viel Zeit mit Internet-Recherchen verbracht. Ich hatte Angst, vor allem weil ich keine Ahnung hatte, wie das Leben mit Stoma sein wird. Und je unbekannter die Zukunft ist, desto ängstlicher und unsicherer ist man. Also hab ich gegoogelt, Blogs gelesen, mir YouTube-Videos angeschaut und auf Facebook und Instagram so viele unterschiedliche Menschen mit Stoma abonniert, wie ich finden konnte.

Und mit jedem Artikel, jedem Foto, jeder Beschreibung und jedem Video wurde das Bild klarer. Durch all die wunderbaren Menschen, die offen mit ihrem Stoma umgehen und der Welt zeigen, was es bedeutet, einen künstlichen Darmausgang zu haben, habe ich erkannt, dass man mit Stoma gut leben kann. Plötzlich konnte ich mir ungefähr vorstellen, wie es sein wird, wenn mir ein Stück Darm aus dem Bauch steht. Mit jedem Video eines Versorgungswechsels wuchsen das Vertrauen in mich selbst und die Zuversicht, dass ich das hinkriegen würde. Und mit jedem Bild einer hübschen, jungen Frauen mit Beutel am Bauch wurde ich mir sicherer, dass ich mit Stoma die gleiche Rita sein würde wir vorher, dass ich mich nicht in Sack und Asche kleiden würde müssen, dass ich rausgehen und Spaß haben können würde.

Dann habe ich sichergestellt, dass der beste Chirurg mein Stoma anlegen wird. Ich habe alle Mediziner:innen, die ich kenne – von meiner Hausärztin bis zu meinem Gynäkologen – und auch tausende Frauen aus Wien in einer Facebook-Gruppe gefragt, bei wem sie sich in meiner Situation unters Messer legen würden. Glücklicherweise ist mir der Chirurg am häufigsten genannt worden, der mich auch davor schon operiert hatte.

Trotzdem habe ich eine **zweite Meinung** eingeholt. Und dazu kann ich auch dir nur raten. Man bekommt ein klareres Bild davon, was wirklich auf einen zukommt, und in meinem Fall auch eine realistischere Perspektive. Es war zwar hart, schon vor der OP zu hören, dass es vielleicht vernünftig sein kann, das Stoma für immer zu belassen. Aber ich glaube, hätte ich mich nicht auf ein gutes Leben mit Stoma konzentriert und vorbereitet, sondern auf eine möglichst rasche Rückoperation, dann würde es mir heute – ich lebe jetzt, wo ich dieses Buch schreibe, seit über einem Jahr mit Stoma – nicht so gut gehen.

Sowohl meinen Chirurgen als auch die Ärztin, die ich um eine zweite Meinung gebeten habe, habe ich mit einer ganzen **Liste an Fragen** bombardiert. Und beide haben sich ausführlich Zeit genommen, mir all meine Fragen so gut sie konnten zu beantworten. Ich wollte alles wissen, angefangen damit, auf welche Seite des Bauches mein Stoma kommen würde, über die geschätzte Dauer der OP bis hin zu der Frage, ob ihrer Meinung nach jemals eine Rückoperation möglich sein würde. Für diese **Vorbereitungstermine** habe ich privat bezahlt.

Ich bin in der glücklichen Lage, dass ich diese Privattermine ohne Weiteres bezahlen konnte. Aber auch wenn mein Budget sehr eng gewesen wäre, hätte ich in diese klärenden Gespräche bereitwillig Geld investiert. Sie haben mich extrem weitergebracht und mir viel meiner Angst genommen.

Außerdem habe ich vor meiner OP im Krankenhaus **in der Stoma-Ambulanz einen Termin ausgemacht**. Eine Schwester hat mir die verschiedenen Versorgungsmöglichkeiten gezeigt, mir einen Versorgungsbeutel in die Hand gegeben und ich konnte ihn am Bauch probieren. Außerdem hat sie mir einen Stapel Broschüren mit nach Hause gegeben, mit denen ich mich weiter informiert habe.

Und am Tag der Operation wurde an meinem Bauch ein Punkt angezeichnet, der für den alltäglichen Umgang mit dem Stoma die beste Stelle markierte. Man hat nicht nur darauf geachtet, wo der Bund meiner Lieblingshose am Bauch liegt, sondern auch, ob es Narben oder Bauchfalten gibt, die im Sitzen oder Stehen das Handling erschweren würden. Es ist für Chirurg:innen aus anatomischen Gründen nicht immer möglich, sich exakt an diese Vorgabe zu halten, aber es ist dennoch ein guter Anhaltspunkt und eine gute Orientierung.

> *TIPP*
> *Wenn all das bei dir nicht automatisch passiert, dann **fordere es ein!** Es ist dein Bauch, deine Gesundheit, dein Leben, es steht dir zu, so gut wie nur irgend möglich vorbereitet zu sein.*

Ich war tatsächlich so gut auf die Operation eingestellt, dass ich, als der »Tag X« kam, wirklich keine Angst mehr hatte. Und glaub mir, relativ entspannt und gelassen in eine Operation zu gehen, war viel »schöner«, als dies zitternd und trotz Beruhigungsmitteln unablässig weinend zu tun, wie ich das von meinen früheren Eingriffen kannte.

STELL DICH DEINER ANGST!

Abgesehen von meiner umfassenden Recherche und Informationssammlung im Vorfeld meiner OP habe ich mich auch professionell unterstützen lassen, um meine Angst besser kennenzulernen. Denn bevor man die Furch- loswerden kann, muss man erst einmal mehr darüber wissen. Die besten He fer:innen in so einer Situation sind **Therapeut:innen oder Coaches**. Ich bin zu meinem Ström-Lehrer und Coach gegangen, um meine Angstgefühle genauer zu er-kunden und mich ihnen zu stellen.

Du fragst dich jetzt vielleicht: Ist Angst nicht einfach Angst? Nein! Denn wenn du ganz ehrlich zu dir selbst bist, hast du nicht bloß Angst vor dem künstlichen Darmausgang. Du fürchtest dich in Wahrheit vor der OP oder vor den Schmer-zen. Du fürchtest dich vor der Ungewissheit, wie die Tage nach dem Eingriff sein werden, oder davor, dass du noch nicht abschätzen kannst, wie hart dein neuer Alltag zu bewältigen sein wird. Es kann auch sein, dass cu Panik vor den Blicken anderer hast oder davor, was ein Stoma für deine Partnerschaft oder dein Dating-Leben bedeutet. Vielleicht fürchtest du dich auch wie ich vor dem Kontrollverlust, den eine Narkose mit sich bringt.

Was auch immer es ist – finde es heraus! Und stell dich in geschützter Umgebung und am besten mit professioneller Begleitung diesen Ängsten. Die Fragen, die mir in der Konfrontation und Bewältigung meiner Angst am meisten gebracht haben, waren:

~ Was ist das Schlimmste, das passieren kann?
~ Was ist, wenn das passiert?

~ Was wird – realistisch gesehen – passieren?

~ Wie werde ich damit umgehen?

Vielleicht kommst du im Prozess drauf, dass du noch mehr Fragen stellen und noch mehr Wissen sammeln musst. Dann mach das! Vielleicht bringt dich die Auseinandersetzung mit deiner Angst an einen Punkt, wo du bemerkst, was du vergessen hast vorzubereiten und durchzudenken. Dann hol das noch nach! Als ich all diese Fragen für jeden Teilaspekt meiner Angst beantworten konnte, war mir viel leichter. Und die meisten Befürchtungen haben sich – manchmal erst nach zusätzlichem Nachfragen und Rückversichern bei den Profis – in Luft aufgelöst.

> *TIPP*
>
> *Diese Fragen kannst du dir auch noch stellen, wenn du dein Stoma bereits hast und dich **Zukunftsängste** plagen. Hab den Mut, hinzuschauen, und sei ehrlich zu dir selbst! Das kann zwar hart sein und die Emotionen hochwallen lassen, aber deine Angst wird nur verschwinden, wenn du dich auf sie zubewegst, statt vor ihr davonzulaufen.*

NIMM DEIN STOMA AN!

»Wie soll das denn gehen?«, denkst du jetzt möglicherweise, oder »Ich kann das nicht!« Glaub mir, du kannst! Meinen künstlichen Darmausgang als gegebene Tatsache hinzunehmen, war anfangs auch nicht einfach für mich. Was mir dabei geholfen hat, war, mir über die Alternative dazu klarzuwerden.

Kein Stoma anlegen zu lassen, hätte bedeutet, weiterhin tägliche massive Schmerzen zu haben. Ich wäre wegen meiner Inkontinenz weiterhin nicht gesellschaftsfähig gewesen. Schwimmen gehen, ins Restaurant mit Freunden, reisen … eigentlich unmöglich. Ich hätte weiterhin keinen Sex gehabt – wie soll das gehen, wenn man jederzeit befürchten muss, dass aus allen Körperöffnungen in der Genitalgegend Stuhl austritt? Wer weiß, ob meine Partnerschaft das langfristig ausgehalten hätte? Es hätte bedeutet, dass mein Gesundheitszustand immer schlechter geworden wäre, dass ich irgendwann gar nicht mehr arbeiten, irgendwann kein lebenswertes Leben mehr führen hätte können.

> *Wie würde bei dir die Alternative zum Stoma aussehen? Was wird – realistisch gesehen – passieren, wenn du dich dagegen entscheidest? Diese Frage kannst du dir – leicht abgewandelt – auch stellen, wenn du schon ein Stoma hast und vor der Anlage gesund gewesen bist oder keine großen Beschwerden hattest. Was wäre wahrscheinlich passiert, wenn du das Stoma nicht bekommen hättest? Hättest du die Unfallfolgen überlebt? Wärst du ohne deine Not-OP noch da?*

Meine Erkrankung war zwar nicht per se lebensbedrohend, trotzdem kann ich diesen Spruch, den viele Stomaträger:innen zu ihrem Motto gemacht haben, total gut nachvollziehen: »Lieber einen Beutel am Bauch als einen Zettel am Zeh.« So treffend! So wahr! Ich für mich weiß: Lieber einen Beutel am Bauch als ein Leben in permanentem Leid und Schmerz.

Dein Stoma anzunehmen, ist eine Entscheidung, die du einfach treffen kannst. Sag »Ja!« zu deinem neuen Körperteil und damit zu dir! Ich kenne einige Stomaträger:innen, denen es hilft, ihrem Stoma einen Namen zu geben. Damit gelingt es ihnen, dem neuen Körperteil freundlicher zu begegnen, sich damit zu identifizieren, aber trotzdem einen gesunden Abstand dazu zu gewinnen. Denn: Du hast jetzt ein Stoma, aber du bist nicht (nur) dein Stoma!

LERNE SCHNELL, DICH ALLEIN ZU VERSORGEN!

Diesen Tipp habe ich von Anfang an von allen Menschen bekommen, die sich mit einem künstlichen Darmausgang auskennen. Und es ist tatsächlich enorm wichtig, selbst und allein mit der Versorgung seines Stomas klarzukommen.

Wenn du Schwierigkeiten beim Annehmen deines neuen Bauches und der neuen Art, aufs Klo zu gehen, hast, kann es sein, dass du deinen künstlichen Darmausgang nicht sehen willst, dass es dir lieber ist, jemand anders berührt und versorgt ihn. Aber ich kann dich nur eindringlich dazu auffordern, dich nicht in solch eine Abhängigkeit zu begeben.

Der Sinn eines künstlichen Darmausgangs ist es nicht nur, dir medizinische Hilfestellung, sondern auch **Unabhängigkeit** zu geben, dich frei zu machen für ein Leben, wie du es gestalten willst. Und wenn du nicht lernst, dich und dein Stoma selbst zu versorgen, wird diese Unabhängigkeit nicht stattfinden.

Vielleicht denkst du: »Ist doch kein Problem, wenn mein:e Partner:in das macht!« Aber was ist, wenn deine Versorgung im Haus von Freunden undicht wird und du dort allein bist? Was ist, wenn du ein Wochenende ohne deine:n Partner:in verbringen willst? Wenn sie/er krank wird und dir nicht mehr helfen kann?

Mach das nicht! Begib dich nicht in solch eine Abhängigkeit! Was am Anfang vielleicht leichter und für dich machbarer wirkt, kann sich schnel als großer Nachteil entpuppen. Sei stark und mutig, und freunde dich mit deinem Stoma an. Je öfter du hinschaust, je öfter du hingreifst, je öfter du deine Versorgung selbst wechselst, desto routinierter wirst du im Umgang damit werden. Und wenn du es ganz allein kannst, bist du frei und unabhängig und kannst ein eigenständiges und selbstbestimmtes Leben führen.

ENTSCHEIDE DICH FÜR EIN GUTES LEBEN!

Ein Leben mit künstlichem Darmausgang ist nicht dasselbe wie ohne. Das steht fest. Und wenn du vielleicht in einer körperlich, mental oder emotional schwierigen Situation bist, möchte ich sie dir auch nicht schönreden. Ein kluger Mensch hat einmal zu mir gesagt: »Wenn du Scheiße pink anmalst, ist es immer noch Scheiße.«

Eines aber weiß ich aus eigener Erfahrung: Nichts bleibt, wie es ist. Genauso wie ein Surfer auf den Wogen des Meeres einmal oben und einmal unten ist und vielleicht auch hin und wieder gehörig auf die Schnauze fällt, genauso ist es im Leben. Kein Glück bleibt ewig unverändert, aber auch kein Leid. Nach einem tiefen Tal und einem mühsamen Aufstieg wird man irgendwann wieder mit dem überwältigenden Ausblick vom Gipfel des Berges belohnt. Und nach ewigem Regenwetter kommt auch irgendwann ganz sicher wieder Sonnenschein.

Ich will dir nicht sagen, dass du immer mit einem Lächeln durchs Leben gehen sollst. Wenn du wütend bist, traurig, überfordert oder ängstlich, dann ist es nicht nur sinnvoll, sondern auch gesund, diese Gefühle nicht zu unterdrücken, sondern zuzulassen. Aber es liegt in deiner Verantwortung, ob du für immer darin versinkst oder nicht. Denn letztendlich entscheidest nur du, wie du mit der dir gegebenen Situation umgehst.

> *Du kannst nicht beeinflussen, was dir im Leben begegnet. Du kannst nicht ändern, dass ein künstlicher Darmausgang für dich Lebensrealität geworden ist. Du kannst aber immer frei entscheiden, wie du deine Lage bewertest und was du daraus machst.*

Du kannst dich dafür entscheiden, dich dein Leben lang ungerecht behandelt, krank, hässlich und bemitleidenswert zu fühlen. Oder du entscheidest dich dafür, das Beste aus deinem Leben zu machen. Dann – und nur dann – können wieder Glück und Freude einziehen und dein Leben kann ein gutes und glückliches werden. Mit Beutel am Bauch.

Δ

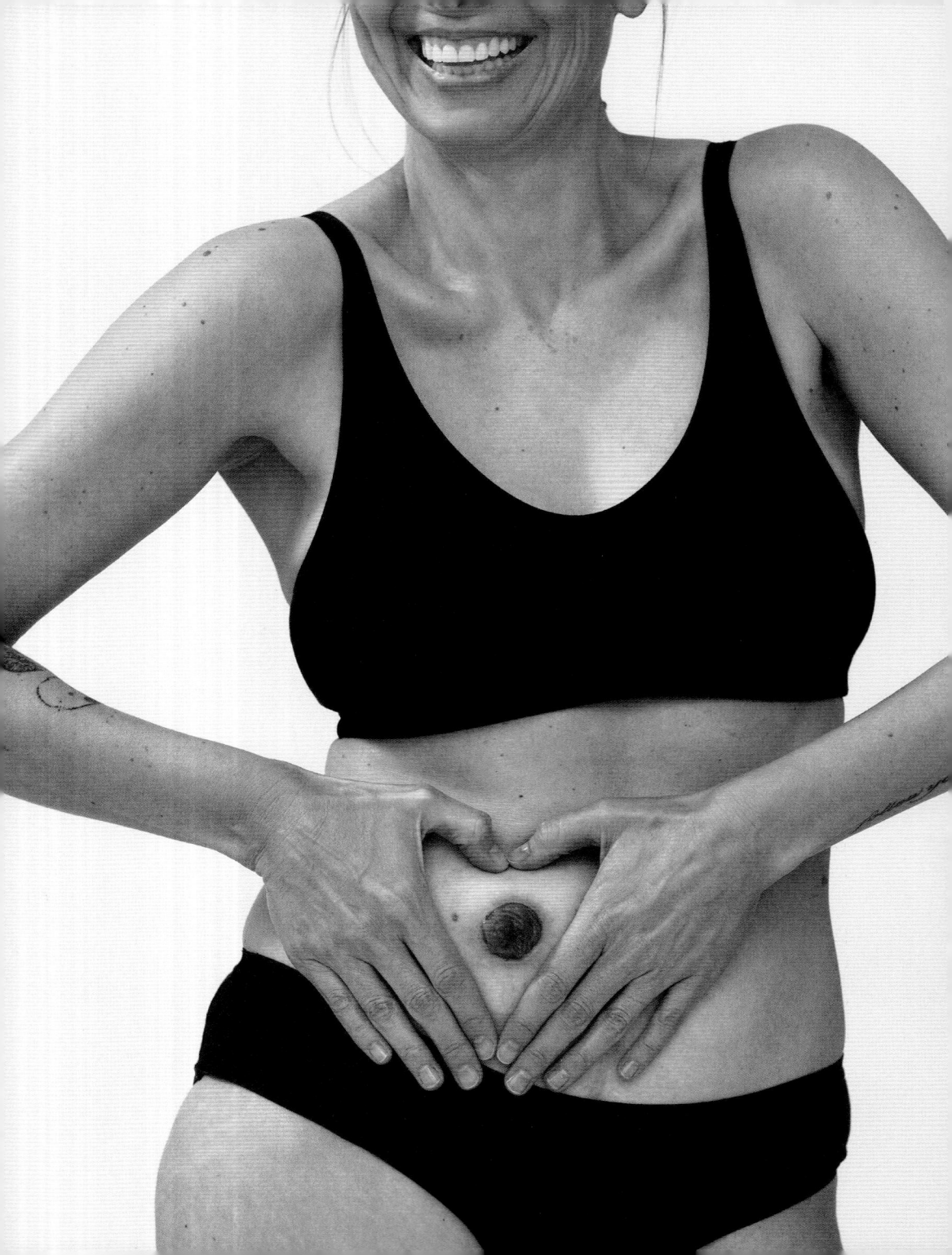